I0427050

El niño ante la enfermedad

© 2013-2014 Bruno Nievas

brunonievas.com

Prohibida su copia o difusión ilícita por cualquier medio. Esta obra trata de ayudar a los padres y por supuesto a sus hijos y ha sido editada por su autor a un precio muy bajo para que cualquiera pueda acceder a ella de forma económica. Si crees que es de utilidad te agradezco que comentes o compartas su existencia pero por favor recomendando su compra, pues es la única forma de que el autor pueda seguir creando contenidos que puedan contribuir a mejorar la salud de nuestros hijos. Que es, al fin y al cabo, de lo que trata este texto. Gracias por ayudarle y gracias por ayudar a otros padres.

El autor

Bruno Nievas es médico pediatra y ha trabajado en medicina pública y privada, hospitalaria y ambulatoria. Posee una dilatada experiencia en divulgación en programas de televisión y de radio de ámbito nacional, blogs y con revistas de tirada nacional como Mi Pediatra. Dirige la web notodoespediatria.com, es autor de varios libros de pediatría para padres y de una aplicación pediátrica para dispositivos iOS.

También ha escrito dos novelas que han sido bestsellers (*Realidad Aumentada* y *Holocausto Manhattan*), un relato (*Sin luz al final del túnel*) que en 2014 será llevado al cine y está terminando su tercera novela. Si deseas saber más acerca de sus proyectos o contactar directamente con él, puedes hacerlo a través de su web brunonievas.com o de su blog notodoespediatria.com. También lo tienes a tu disposición en Facebook o en Twitter (@BrunoNievas).

Contenidos

El niño ante la enfermedad

Un niño puede nacer en Austria a finales del siglo XIX siendo el posible hijo ilegítimo de un judío y, por curiosidades del destino, terminar convirtiéndose en dictador en la Alemania de 1933, provocar una guerra mundial y exterminar a millones de judíos en Europa. A su vez, otro niño podría nacer en San Francisco en 1955 y ser hijo de un inmigrante sirio que renunciaría a él, dándolo en adopción. Y veinte años después, terminar fundando una empresa llamada Apple que se convertiría en la más valiosa del planeta.

Con esto solo pretendo señalar que al nacer todos tenemos un enorme potencial, una vida que se despliega ante nosotros plagada de millones de combinaciones posibles, pletórica de azar y de contradicciones y en la que es imposible aventurar nada. Nada, salvo dos cosas, la enfermedad y la muerte. Y es que en algún momento de nuestras vidas todos pasaremos por ambos trances de forma obligada. Sin embargo, insistimos en no prepararnos para afrontarlos y, cuando llegan, no sabemos darnos una explicación y, lo que es peor, sufrimos de forma considerable. Si sabemos que ambas circunstancias son seguras, ¿por qué no nos preparamos para cuando llegan? Si sabemos que nuestros hijos van a enfermar, ¿por qué no nos preparamos para cuando llegue ese momento? Cualquier padre se angustia cuando ve a su hijo enfermo porque, por leve que sea el cuadro, sufre al verlo padeciendo síntomas como fiebre o dolor que lo postran, turbando esa felicidad inherente a los niños y que nunca debería faltarles.

Este libro trata de ofrecer una explicación de cómo perciben los niños la enfermedad, ese proceso por el que van a pasar varias veces a lo largo de su infancia y que tanta preocupación genera en su entorno más cercano. También trata de explicar a los padres qué sienten los niños, cómo afrontan la enfermedad en función de su edad y de su intelecto y los diferentes aspectos que están relacionados con ella y los niños. Y sobre todo, intenta ayudarles a sobrellevarla cuando se produce.

A lo largo de unos sencillos y breves capítulos se comenta qué es la enfermedad y cómo la afrontan los niños en función de su edad y de su desarrollo intelectual. En ellos se habla de las enfermedades crónicas y de qué sucede por ejemplo después de un alta hospitalaria. También se detallan las necesidades de un niño enfermo, no siempre fáciles de valorar, desde aspectos tan prosaicos como el coste económico que conlleva una enfermedad —por sencilla y leve que sea— hasta el manejo del dolor, los cambios de conducta que pueden producirse en el niño a raíz de la enfermedad o el impacto de esta en un niño o en su entorno familiar.

También se comentan aspectos de prevención y por qué esta es importante. Y, cuando la enfermedad no es evitable, el papel del sistema sanitario: en qué consiste la continuidad asistencial, un aspecto desconocido para muchos padres, y por qué es deseable. El papel de las urgencias pediátricas, la atención especializada o los posibles apoyos que puede encontrar un niño enfermo no ya en el sistema sanitario, sino también fuera de él. Por último, se mencionan diversos aspectos que pueden dificultar el acceso del niño al sistema sanitario incluso en los países avanzados y con sistemas de protección social o sanitaria, como son los problemas logísticos o los que pueden surgir por aspectos culturales, lingüísticos o de discriminación y que tanto daño hacen a muchos colectivos de personas en riesgo de exclusión social o sanitaria, especialmente los niños.

Todos los niños tienen que enfermar pero no en todos los casos eso ha de ser visto como un sufrimiento. La enfermedad forma parte de la vida y hay que afrontarla de la forma más natural y sensible. Con este libro se quiere ofrecer una explicación, profunda pero sencilla a la vez, de qué es la enfermedad para un niño y lo que puede suponer afrontarla para él y para su entorno familiar. Espero que tras leerlo, los padres se sientan más seguros cuando llegue ese momento que antes o después ha de acontecer: que su hijo enferme. Cuanto mejor y más informado se afronte, más rápida y positiva será la recuperación y menor el sufrimiento de la familia y por supuesto del propio niño. Esta es una obra de aprendizaje, más que de consulta, que trata de hacer que los padres aprendan aspectos de sus hijos cuando están enfermos, algo por lo que todo niño ha de pasar en un momento dado. Este texto trata de preparar a los padres para esos momentos, de forma que puedan entender mejor a sus hijos y sepan cómo ayudarles.

Bruno Nievas.—

1. La enfermedad según los niños y su edad

La enfermedad debe, por lo tanto, ser enfocada en función de la edad y del grado de desarrollo de cada niño. El enfoque de un lactante es completamente diferente al de un adolescente, y el de este, muy diferente al de un preescolar, por ejemplo. Dado que nuestra sociedad está muy medicalizada no es raro encontrarse con niños de muy corta edad que manejan con facilidad términos como médico, medicina, enfermedad o inyecciones. En los casos en los que los niños tienen enfermedades crónicas como diabetes es sorprendente cómo pueden aprender con aparente facilidad gran cantidad de términos, jerga o incluso rutinas y hasta procedimientos relacionados con su enfermedad. Sin embargo, esto en muchas ocasiones puede resultar engañoso, pues bajo esa máscara de conocimientos y seguridad es posible que el niño esconda una mala comprensión de lo que en verdad le sucede y de por qué debe actuar de una forma concreta, que a lo mejor conoce de memoria pero que no comprende o comparte.

Los niños tienen, al igual que los adultos, miedos y creencias, que variarán en complejidad en función de su edad. Y por desgracia, muchas veces no se atreven a hacer preguntas, lo que perpetúa o incrementa esos miedos, sobre todo si escuchan leyendas urbanas entre sus compañeros de clase, en las salas de espera de las consultas o incluso viendo programas de televisión. Por eso nunca hay que confiar ciegamente en que un niño con una enfermedad crónica como el asma o la diabetes comprenda todos los aspectos de esta. Es posible que se maneje bien con la teoría pero a la hora de la verdad tenga muchos miedos o dudas que le paralicen o le hagan afrontar su proceso con más angustia de la que debería.

Por otro lado el nivel de comprensión de los niños no siempre está a la altura de lo que requieren las enfermedades. Un adolescente puede comprender con facilidad que si no se abriga después de hacer ejercicio puede resfriarse porque la ropa está empapada de sudor. Sin embargo, es posible que no comprenda, en caso de ser diabético, que las dosis de insulina han de ser muy precisas porque un incumplimiento puede poner en riesgo su vida. Paradójicamente están mejor preparados para comprenderlo que a cualquier otra edad infantil, pero la rebeldía normal de esta etapa puede hacer que se empeñen en no seguir las recomendaciones de los profesionales o de los padres. Por eso en niños con enfermedades crónicas es importante que estén en contacto, vía asociaciones o amigos, con otros niños de su edad con el mismo proceso. Al recibir los consejos de otros adolescentes en igual situación se sienten más comprendidos e integrados.

Por último, destacar que todos los niños tienen creencias y miedos inherentes y propios a su edad, aparte de las repercusiones físicas, sociales y en el desarrollo que puede suponer la enfermedad en sí. Pero antes de explicar cada etapa, es importante definir qué es la enfermedad para un niño. Y eso es lo que se detalla en el capítulo siguiente.

1.1. Qué es la enfermedad para un niño

Qué es la enfermedad

Una enfermedad consiste en la alteración del estado de salud normal de un niño. Una enfermedad puede ser un proceso agudo y más o menos banal como un catarro, o algo crónico y con posibles complicaciones como una diabetes o una epilepsia. Por lo tanto la duración y las características de una enfermedad pueden ser muy diferentes, no ya solo atendiendo al proceso en sí, sino a la edad del niño, al entorno familiar y por supuesto a los recursos sanitarios que pueda tener cercanos. Así, un simple catarro puede suponer un problema para la familia si no dispone de un servicio de urgencias de pediatría donde se pueda atender al niño en el caso de que se sospeche una posible complicación. Y sin embargo, una diabetes o una epilepsia pueden ser afrontadas con un nivel de estrés relativamente bajo si la familia está entrenada y disponen de medios hospitalarios cercanos a los que acudir en caso de dudas o de potenciales complicaciones.

Por otro lado, una enfermedad siempre genera un impacto en el niño que la padece. Ese impacto se manifiesta en la forma de una limitación funcional, es decir, la limitación para realizar ciertas actividades físicas. Por ejemplo, en el caso de un cuadro febril puede que el niño tenga que guardar cama durante unos días. O en el caso de un niño con celiaquía, tendrá restringida la ingesta de alimentos que contengan gluten. Si lo que se produce es un esguince de tobillo, es posible que durante un par de semanas no pueda apoyar el pie afectado, dificultando actividades tan sencillas antes como el simple hecho de ir al baño, para lo cual puede precisar ayuda. En los casos en los que existen procesos graves es posible que esas limitaciones sean mayores o permanentes, lo que evidentemente complica sobremanera el desarrollo social del niño.

Y es que una limitación funcional suele tener una repercusión en la vida social del niño. Guardar cama puede suponer dejar de asistir al colegio o a la guardería. No poder ingerir gluten limitará los alimentos que un niño podrá ingerir por ejemplo en una celebración, mientras contempla cómo el resto de los niños sí pueden ingerirlos. Y un esguince puede hacer que el niño falte no solo a clase sino a prácticas deportivas, excursiones o a actividades. En el caso de limitaciones crónicas lógicamente la afectación es mayor, aunque por lo general en pediatría muchos de los cuadros crónicos como alergias, asma o intolerancia a determinados alimentos, pueden ser sobrellevados con relativa facilidad al cabo del tiempo.

Necesidades sanitarias del niño enfermo

La enfermedad, sea grave o leve, corta o duradera, genera de por sí una serie de necesidades sanitarias. Estas pueden ser escasas y fáciles de satisfacer, como la adquisición de antitérmicos en un cuadro catarral. Pero también pueden ser de índole mayor, como la necesidad de ingreso en unidades hospitalarias especializadas en los niños con enfermedades complejas o severas, como por ejemplo una neumonía grave. En cualquiera de los casos, es conveniente que los padres conozcan no solo los medios sanitarios de los que disponen cerca, sino también de aquellos a los que pueden recurrir en un momento dado aunque no sean necesarios durante la mayor parte del tiempo. También es positivo que el niño vaya tomando conciencia de ellos y de su utilidad, y que vea el entorno sanitario como algo positivo que le ayuda a mantenerse sano o a restablecer la salud en el caso de que se encuentre enfermo. Por eso no es bueno que los padres asocien los centros sanitarios con miedo o amenazas de pinchazos o castigos, como muchas veces se hace para conseguir que un niño se porte bien o se coma todo. Por tanto los padres han conocer cómo el niño aprecia el sistema sanitario desde su punto de vista, para comprender cuándo el asistir a estos medios puede ser de ayuda o una fuente de sufrimiento que en parte se puede controlar.

Estas necesidades sanitarias, importantes de por sí en cualquier niño, pueden incrementarse de forma considerable en los niños que padecen de cuadros crónicos, es decir, aquellos que se prolongan en el tiempo y que se explican a continuación.

1.2. Enfermedades crónicas

Qué es una enfermedad crónica

En general se considera a una enfermedad como crónica cuando su duración es superior a tres meses, aunque hay algunas que en el momento de su aparición ya se consideran así, como por ejemplo las alergias, el asma, la diabetes o los procesos graves que requieren tratamientos prolongados. Las enfermedades crónicas en los niños son menos frecuentes que en los adultos, algo positivo de por sí, pero esto también tiene su parte negativa pues es cierto que los sistemas sanitarios están peor preparados para ofrecer una asistencia integral y continuada a los niños. Muchos médicos generales o incluso especialistas prefieren no atender a niños y menos aún si estos padecen de procesos crónicos que puedan complicarse. Y muchos centros de primaria o incluso hospitalarios no disponen de pediatra y mucho menos de unidades o servicios especializados en la atención de niños con procesos crónicos que se puedan agravar en un momento dado. Esto genera que muchos de los tratamientos y asistencias que se presta a estos niños esté centralizada en unos pocos centros sanitarios y, cuando se producen eventualidades en zonas alejadas o con menos recursos sanitarios, la atención que se presta a estos niños sea poco específica.

Problemas añadidos de las enfermedades crónicas

Las enfermedades crónicas pueden presentarse hasta en un 30% de los niños, siendo los procesos más frecuentes asma, alergias, eccemas y alteraciones visuales. Si excluimos estos procesos, el porcentaje de niños con enfermedades crónicas sería de solo un 15% del total de la población infantil. El problema surge cuando se constata estadísticamente que hasta un 8% de estos niños que sufren de procesos crónicos pueden padecer limitaciones en sus actividades cotidianas, algo que como se ha comentado en el capítulo anterior, debería tratar de evitarse siempre. Dentro de estos niños que padecen limitaciones en sus actividades, un 40% ven afectados su aprendizaje por ausencias escolares, un 35% ven afectado su desarrollo físico por falta de ejercicio o por secuelas de la enfermedad, y un 25%

pueden tener problemas de índole psicológica. Por eso es importante procurar que los niños con procesos crónicos realicen vidas lo más normales posibles dentro de las posibilidades de su enfermedad.

Los niños con procesos crónicos suelen tener además una tasa de ingresos hospitalarios hasta cuatro veces superior a la media de la población infantil general. Sus estancias también son más largas, hasta siete veces mayores que las del resto de los niños. Aunque estos datos son relativos porque la población infantil general suele requerir pocos ingresos y de estancias cortas, es cierto que pueden afectar a la vida normal y por lo tanto al desarrollo físico, intelectual o social de un niño. Por eso existen programas especiales que ayudan a escolarizar a los niños ingresados y les proporcionan estímulos y formas de entretenimiento.

Otro problema de las enfermedades crónicas es que su presencia ha aumentado en los últimos años. Esto se debe por ejemplo a que existe mayor incidencia de asma y de alergias que hace unos años o que se diagnostican con más facilidad y frecuencia procesos como por ejemplo el trastorno de déficit de atención por hiperactividad.

Por último, hay que destacar que las enfermedades crónicas también contribuyen a aumentar las disparidades sociales, un tema que se tratará más adelante, ya que los niños con procesos crónicos requieren mayor número de medicamentos, material sanitario, desplazamientos o gastos accesorios, lo que hace que las familias con menos recursos económicos tengan que destinar una parte proporcionalmente mayor de su economía al cuidado de estos niños.

Por lo tanto, las enfermedades crónicas en pediatría, si bien en general son menos frecuentes y más leves que en el caso de los adultos, tienen problemas intrínsecos severos como su peor comprensión por el sistema sanitario y la sociedad en general y porque el coste económico, físico y psicológico suele ser mayor en proporción que cuando se compara los adultos. Es necesaria una mayor concienciación por parte del sistema sanitario y de la sociedad en general hacia estos niños. Y para los padres es importante conocer bien no solo la enfermedad en sí y el proceso de actuación en general, sino también cómo puede afectar todo esto al niño, los medios que existen para prevenir complicaciones y sobre todo cómo se puede ayudar a los pequeños a convivir con cualquier proceso, crónico o no, sin que afecte a su desarrollo físico, psíquico o social o, cuando menos, esto suceda de forma leve. La enfermedad, sea aguda o de larga duración, se puede apreciar por parte del niño de diferentes formas en función de su edad, de su entorno familiar y por supuesto de su grado de desarrollo. En los siguientes capítulos se explica cómo afrontan los niños la enfermedad a diferentes edades, comenzando por la época más complicada y vulnerable, los primeros meses de vida. Es decir, la etapa de lactancia.

1.3. Enfermedad y lactantes

Los lactantes ante la enfermedad

Se define como lactantes a los niños menores de dos años de edad. Esta etapa se caracteriza por un rápido crecimiento y un enorme desarrollo del niño. Pero también es una etapa en la que el niño es especialmente débil, vulnerable y dependiente de los padres, y en la que la enfermedad es contemplada con enorme sufrimiento por parte de su entorno familiar. Sin embargo, es una de las etapas en las que el niño enferma con más frecuencia. Por lo tanto, ¿es necesario sufrir?

La respuesta es que no. Durante los tres o cuatro primeros meses de vida es poco habitual que un niño se ponga enfermo, especialmente si es alimentado con lactancia materna, pues con esta adquiere defensas que la madre sintetiza en su organismo y que le protegen de infecciones potenciales que pueda haber alrededor. Aún así es posible ver cuadros infecciosos o de deshidratación en los que generalmente los signos de alerta suelen ser la fiebre, la irritabilidad, el llanto inconsolable, el mal color de piel o un mal tono muscular, aspectos que cuando se presentan siempre deben ser consultados en un servicio de urgencias de pediatría. A partir de los seis meses de edad sí son frecuentes los procesos catarrales, las bronquiolitis, las laringitis y otros muchos. En el caso de aparecer fiebre hay que descartar además otros procesos como otitis o infecciones de orina o de otro tipo. Medidas como la fisioterapia respiratoria o los lavados nasales ayudan a prevenir en parte los cuadros de mucosidad y los catarros. Pero por desgracia no siempre es posible prevenir todas las enfermedades.

Cómo reaccionan

Cuando un lactante enferma, aparte de los síntomas propios de la enfermedad en sí, se suelen producir retrasos en la ganancia de peso y, en el caso de procesos crónicos o algo más severos, incluso del crecimiento. Además, los lactantes con enfermedades largas o severas pueden cansarse con facilidad y por lo tanto interaccionar menos con su entorno, lo que a la larga podría afectar al desarrollo, tan importante a esta edad. Y las secuelas físicas de un proceso severo pueden tener repercusión en sistemas que aún están en fase de maduración como la vista, el oído o el propio sistema nervioso. Por eso esta etapa sufre una vigilancia mayor en los programas de seguimiento del niño sano.

Por todo lo dicho se deduce que un lactante es especialmente sensible y vulnerable a la enfermedad. Pero precisamente al ser tan sensible suele ser algo más fácil detectarla, ya que generalmente el lactante que está padeciendo un proceso de fondo, por lo general suele ganar poco peso (o nada), suele tener un crecimiento lento, y además es un lactante que sonríe y juega bastante menos de lo que debería. Todos estos son signos de alerta en los niños en sus dos primeros años de vida, y explican que las revisiones de niño sano se hagan con mayor frecuencia precisamente en este rango de edad.

Por lo tanto un lactante con buen estado general, sonriente y que interacciona y responde bien a su entorno, debería ser un lactante sano o que al menos no está pasando por un proceso grave. Aunque esta no es una regla estricta, sí suele ayudar bastante a discriminar cuándo una enfermedad pueda estar afectando no ya solo al crecimiento de un niño sino incluso a su desarrollo. Un lactante, aunque esté con fiebre elevada, ha de estar con buen color y tono, sonriente y jugando o hasta enfadado porque algo no le gusta. La conclusión es que en los casos de mala ganancia de peso o escasa sonrisa o bajo interés por el medio, se ha de consultar siempre. Y si tienen mal color o mal tono muscular, acudir a un servicio de urgencias de forma inmediata.

En definitiva, un lactante apenas tiene conciencia de su enfermedad y cuando esta sucede en general no suele repercutirle en su buen estado general o en su carácter alegre, salvo cuando el proceso es crónico o severo. Sin embargo, cuando se acercan o ya pasan de los dos años, la denominada etapa preescolar, sí comienzan a tener una noción bastante peculiar de lo que les está sucediendo. Esa etapa es la que se explica a continuación.

1.4. Enfermedad y preescolares

Los preescolares ante la enfermedad

Los preescolares son los niños con edades comprendidas entre los dos y los cinco años. A esta edad el crecimiento es importante pero mucho más lento, tanto en talla como en peso, que durante la época de lactancia. Ya tienen más cuerpo de niños y en general son mucho más delgados en proporción que cuando eran bebés. Pero el niño sigue madurando a nivel neurológico de forma muy importante.

Una enfermedad a esta edad suele afectar menos al crecimiento y al peso porque la ganancia de ambos aspectos es bastante más lenta. El riesgo de deshidratación también es menor y el niño, si no ingiere sólidos durante dos o tres días (por fiebre, por dolor de garganta, por llagas o por cualquier otro motivo) puede perder peso pero lo recupera enseguida y no se afecta tanto como lo haría un lactante que estuviera tanto tiempo sin comer. El mayor riesgo a esta edad es que una enfermedad prolongada pueda repercutir en su desarrollo neurológico, aún en fase de maduración. Es un riesgo menor que durante la época de lactancia pero que siempre ha de ser tenido en cuenta en el caso de los procesos crónicos o que requieran muchos ingresos hospitalarios.

En general los niños a esta edad suelen tener muchos cuadros infecciosos agudos, como amigdalitis, otitis, y episodios de tos relacionados habitualmente con faringitis, laringitis o cuadros catarrales. Estos procesos pueden durar unos pocos días pero, si se repiten, hacer que pierdan días de colegio, limitando ligeramente —y por lo habitual de forma poco trascendente— su aprendizaje o su vida social con otros niños. En algunos niños es posible que se produzcan variadas y repetidas infecciones durante el invierno, al estar en contacto con otros niños en guarderías, sin que ello suponga un problema de defensas ni de ningún otro tipo.

Cómo reaccionan

Es llamativo cómo afrontan los niños la enfermedad en esta etapa. Dado que los padres tienden a recordarles que se abriguen, que no caminen descalzos, que no paseen desnudos por la casa, que no se enfríen después del baño o que se coman todo para no enfermar, cuando el niño padece un cuadro febril y los padres le mencionan que este se ha producido por ser descuidado, el niño relaciona la enfermedad con su conducta y percibe esta como un castigo que se merecía. Es decir, la enfermedad para el niño no es la consecuencia de una infección por un germen o por una inflamación de su garganta. Es un castigo que se merecen por no haber seguido las indicaciones de sus padres acerca de cómo debían comportarse.

Esto no es ni bueno ni malo en sí, tan solo es la forma que tienen los niños en edad preescolar de percibir su enfermedad. Por un lado es bueno que sepan que sus actos tienen consecuencias, para que aprendan que si se han de tapar el cuello porque hace frío, es mejor hacer caso. Pero por otro lado es importante que tampoco lo perciban como un castigo merecido porque han sido «malos», ya que eso puede frustrarles al estar en una edad en la que en muchas ocasiones no hacen lo que deben pero sin mala intención, por lo que puede ser útil hacerles ver que no se trata de ser «bueno» o «malo», sino que la enfermedad a veces es inevitable, pero que sí es bueno poner medios para intentar que esta no se produzca. Por eso en general es adecuado tratar de explicar que la enfermedad puede acontecer y que puede tener relación con determinadas conductas, pero sin que ello aflija al niño, haciéndole sentir culpable de ella ya que en muchas ocasiones el niño quiere desarrollar una conducta adecuada, pero simplemente se le olvida llevarla a cabo.

A medida que los niños se acercan a la edad escolar, entre los cuatro y los cinco años, ya se les puede explicar la enfermedad de una forma completamente diferente… aunque también bastante peculiar, y que se explica en el capítulo siguiente.

1.5. Enfermedad y escolares

Los escolares ante la enfermedad

Los niños en edad escolar son aquellos que tienen edades comprendidas entre los cinco y los diez años. Con una visión infantil del mundo que les rodea, tienden a enfermar bastante menos que los lactantes dado que han desarrollado en general inmunidad hacia los gérmenes de su medio y, si hacen cuadros febriles, suelen ser esporádicos y de menor intensidad que cuando eran más pequeños. Sin embargo, a esta edad son frecuentes los golpes, las contusiones y los esguinces, y pueden verse casos de bronquitis, alergias, asma y, en menor medida, diabetes o incluso cuadros como apendicitis, entre otros.

Cómo reaccionan

Los niños, con una imaginación muy desarrollada, tienden a percibir la enfermedad de una forma peculiar, más aún cuanto más pequeños son. Ya son capaces de entender que las enfermedades están producidas por causas externas, como por ejemplo microbios o bacterias en el caso de una faringitis o una amigdalitis, que son seres extraños que atacan su organismo y que por lo tanto producen por ejemplo la fiebre, un mecanismo de defensa de su cuerpo para aniquilar a esos «bichos» que tratan de dañarle. Por lo tanto, estos niños tienden a ver la enfermedad por vez primera como una agresión ante la que su cuerpo trata de defenderse y la perciben como un combate, como una lucha de poder a poder en la que por supuesto sienten como un halago el salir victoriosos. Por eso suelen comprender con mayor facilidad que hay que tomarse las medicinas y contribuyen ingiriendo los jarabes antibióticos o los antitérmicos hasta con ganas, para así contribuir a ganar esa lucha que ellos se imaginan de forma literal, más si han contemplado dibujos animados educativos en los que esto se haya mostrado de forma gráfica.

En el caso de las enfermedades crónicas es importante constatar que a esta edad pueden seguir afectando, aunque en menor medida, al desarrollo intelectual del niño. Sin embargo, el riesgo de potenciales déficits es bastante menor que en el caso de los lactantes o de los preescolares. Sí puede ser algo más importante el hecho de que una enfermedad crónica pueda generar limitaciones a la hora de la vida social del niño porque por ejemplo le obligue a permanecer muchas horas en cama o ingresado en un hospital, sin poder asistir al colegio. En general esto se trata de evitar en la medida de lo posible y muchas de las enfermedades crónicas se pueden tratar de forma ambulatoria, necesitando solo ingresos en los casos en los que se producen complicaciones o para recibir tratamientos que requieren ingreso hospitalario. De esta forma muchos niños con epilepsia, asma, enfermedades cardíacas o diabetes, por ejemplo, hacen una vida casi normal. Otros con enfermedades más graves sí que pueden padecer limitaciones en este aspecto.

Sin embargo, en la mayoría de los casos los procesos serán relativamente banales y por supuesto limitados en el tiempo, así que el niño los afrontará incluso con entusiasmo al sentirse partícipe de un combate que se empeña en ganar y del que finalmente sale victorioso por haber adoptado las medidas que su médico y sus progenitores han puesto en marcha. Otro punto de vista bastante diferentes es el que tienen los niños mayores y los adolescentes, que se relata en el siguiente capítulo.

1.6. Enfermedad y adolescentes

Los adolescentes ante la enfermedad

Los preadolescentes y los adolescentes ya piensan de forma más parecida a los adultos, tanto más cuanto más edad tienen, aunque con la lógica inmadurez de la falta de experiencia propia de su edad. Sin embargo, a esta edad su pensamiento es mucho más abstracto y son capaces de comprender que las enfermedades no son un castigo ni una lucha entre «buenos» y «malos» sino que en realidad dependen de factores como los genes, el funcionamiento de los órganos y los aparatos del cuerpo humano y, por supuesto, de factores externos: hay microbios que pueden producir enfermedades, sí, pero también sustancias extrañas como el polen o los ácaros en el caso de la alergia o comportamientos que pueden ser nocivos para la salud, como beber o fumar. Entienden por tanto que la enfermedad y los accidentes pueden ser de muchos tipos diferentes y que ellos pueden actuar para prevenirlos o incluso provocarlos, por ejemplo cuando realizan conductas de riesgo como cruzar una calle con el semáforo en rojo o no se abrigan lo suficiente después de sudar de forma intensa tras hacer deporte un día frío.

Cómo reaccionan

De hecho, los preadolescentes y los adolescentes ya comienzan a percibir la enfermedad como «sentirse mal», es decir, a los síntomas físicos del proceso en sí (dolor de cabeza, de garganta, fiebre), se les unen aspectos emocionales que les hacen percibir su enfermedad como un padecimiento que va más allá de lo físico. Son conscientes de que están enfermos, de que eso les hace sentirse mal y que eso además acarrea una serie de limitaciones. A esta edad los niños ya son plenamente conscientes de las limitaciones tanto funcionales como sociales que supone la enfermedad: quedarse en casa y por tanto faltar al colegio, perderse reuniones, salidas, eventos deportivos u otros suponen un lastre para ellos que trascienden al mero hecho físico de permanecer en cama, algo que puede ser irrelevante para un niño de menor edad pero un auténtico trastorno para un adolescente.

Por eso es importante tener en cuenta tener que la enfermedad para un adolescente no es un simple trastorno físico sino también una carga emocional. Cuando el proceso es limitado en el tiempo la carga es baja pero en los casos de enfermedades crónicas es importante considerar que estos niños pueden verse excluidos de su entorno más cercano si pierden demasiados días de colegio o si faltan a muchas actividades sociales. Por eso es importante, a esta edad, que los niños con procesos crónicos traten de llevar una vida lo más normal posible y, si es posible, hacer que estos sean prácticamente transparentes, ya que una excesiva insistencia en la importancia de su salud puede repercutir en cuadros de rebeldía, propios de este grupo de edad. No es raro que niños diabéticos bien controlados durante la época infantil pasen a mostrarse rebeldes durante la adolescencia, renegando de su enfermedad e incluso negando el tratamiento. Estos episodios suelen ser transitorios y se suelen superar con relativa facilidad, cuando el niño asume que su rebeldía no sirve para anular su enfermedad. En otras ocasiones es posible que los niños necesiten de ayuda médica o de carácter psicológico. De estas y otras necesidades se habla en el siguiente bloque de capítulos.

2. Necesidades del niño enfermo

Cualquier niño con una enfermedad tiene unas necesidades especiales que varían en función de la enfermedad. Un catarro que curse con fiebre y mocos durante varios días puede obligar a que el niño permanezca encamado, lo que ya genera una serie de necesidades alrededor de él. Estas son mayores si el niño tiene que acudir a un servicio de urgencias, a una consulta o incluso requiere ser ingresado en un medio hospitalario. En los casos en los que existen enfermedades crónicas, desde una alergia leve hasta un proceso más serio o incluso graves, las necesidades no solo se incrementan sino que se perpetúan en el tiempo de forma indefinida y además suelen hacerlo acompañadas de incertidumbre e incluso temor.

En los siguientes capítulos se comentan estas necesidades especiales en los niños que padecen alguna enfermedad, sea esta aguda o crónica, leve o grave. Estas necesidades pueden ser de tipo económico y, por supuesto, relacionadas con el manejo de su enfermedad. A lo largo de los siguientes capítulos se tratarán aspectos como los costes económicos de una enfermedad, el padecimiento del dolor del niño, su conducta ante la enfermedad, el impacto de la enfermedad en la familia o los principales aspectos relacionados con la prevención.

También se tratarán temas tan importantes como la continuidad asistencial, que muchos padres desconocen qué es. El acceso a los servicios de urgencias, el manejo de la asistencia especializada, los sistemas de información y cómo fuera del sistema sanitario la escuela, los grupos, las asociaciones y los servicios extrasanitarios pueden resultar de ayuda a la hora de contribuir a manejar la enfermedad en los niños y reducir el impacto de esta en ellos y en sus familias. Otros aspectos tan importantes y tantas veces olvidados por el sistema sanitario y la sociedad son el acceso logístico a los medios sanitarios, los problemas que surgen en relación a la cultura y la lengua y, cómo no, el problema real que existe de discriminación de algunos niños, especialmente enfermos crónicos o con pocos recursos, en determinados ámbitos de nuestra sociedad.

2.1. Costes económicos del niño enfermo

La enfermedad cuesta dinero

Contrariamente a lo que pueda parecer o se pueda pensar, la enfermedad cuesta dinero. Comenzando por los sistemas sanitarios de los países avanzados, que no son gratuitos y se financian a través de millones de euros que salen de los impuestos de los ciudadanos. Las personas sanas y en edad de trabajar son las que más aportan en términos económicos y las personas enfermas y de edad avanzada o los más jóvenes —como los niños más pequeños— se benefician de las contribuciones de esas personas. Pero además, cada vez que un niño enferma se producen una serie de costes adicionales a los que se generan dentro del sistema sanitarios. Unos son directos para los padres y se originan en los medicamentos o los artículos que se adquieren para manejar la enfermedad, desde unos simples pañuelos para limpiar los mocos hasta cualquiera de los medicamentos no financiados o dispositivos como nebulizadores, humidificadores o de cualquier otro tipo que se pueden comprar con el fin de hacer la enfermedad más llevadera. En los casos en los que estas enfermedades son más complejas o crónicas o incluyen limitaciones físicas, es posible que los padres terminen invirtiendo cantidades mucho mayores.

Los medicamentos financiados también tienen un coste con una doble vertiente: en países como España cada ciudadano contribuye abonando una parte del importe de la medicación ambulatoria, que paga en función de su renta económica. El pago de esa fracción es un coste directo para los padres. En el caso de los niños con enfermedades leves o agudas como puede ser una infección de amígdalas, generalmente el coste de medicamentos como la amoxicilina o el ibuprofeno en jarabe son relativamente bajos. Sin embargo, no todas las familias pueden permitirse el abonar incluso la parte que les corresponde. En los tratamientos de enfermedades crónicas como la diabetes en general los tratamientos tienen un coste bajo o casi nulo, pero suelen requerir mayor número de accesorios o medicaciones añadidas que suponen un añadido. Por otro lado, la parte de los medicamentos que está financiada por el sistema sanitario se paga a expensas de los presupuestos de este, lo que supone un coste para el sistema sanitario y por lo tanto para esas personas que contribuyen con sus rentas. De ahí la importancia de que por un lado hay que proteger al niño enfermo procurando que la medicación no sea costosa para su familia, pero tampoco se puede prescribir de forma inadecuada porque el coste de los medicamentos se financia entre todos los ciudadanos. Ese es el motivo por el que en muchas ocasiones los profesionales se ven presionados por un lado por los sistemas sanitarios para que prescriban lo estrictamente necesario y, por otro, por los familiares para que se les prescriban fármacos que pueden no ser necesarios.

En otras ocasiones, y aún existiendo una cobertura sanitaria casi universal como sucede en países como España, es posible que el sistema sanitario no ofrezca una respuesta todo lo rápida, fiable o certera que los padres desean. Es fácil ver en las consultas de la sanidad pública cómo, ante el retraso de determinadas pruebas, consultas de especialistas o incluso en la lista de espera de algunas intervenciones, los padres optan por recurrir al sistema sanitario privado, abonando a título personal los costes derivados de la asistencia privada. Esto es frecuente cuando se solicitan pruebas de imagen en las que la demora puede ser elevada como por ejemplo las ecografías, pero también puede verse en niños con enfermedades graves o crónicas, como sucede por ejemplo en los que han quedado con secuelas o que requieren tratamientos crónicos, en los que los padres suelen consultar a especialistas de índole privada con el fin de conocer nuevas opiniones o la existencia de alternativas terapéuticas que no les hayan sido ofertadas en la sanidad pública.

Muchos de estos tratamientos alternativos o novedosos a su vez tampoco son financiados por la sanidad pública bien porque no está demostrada su eficacia, porque esta no ha sido probada aún, o porque son demasiado costosos en relación a su efectividad como para que puedan ser asumidos de una forma razonable por el sistema público. Por eso muchos padres recurren a estos tratamientos por vía privada. Esto puede suceder en los cuadros leves en los que se recurren por ejemplo a remedios homeopáticos para los catarros o la gripe o a la realización de masajes para prevenir la aparición de gases en los bebé. También sucede e incluso con más facilidad en los procesos graves, ya que los padres buscan tratamientos que puedan permitirles albergar una esperanza con respecto a la recuperación de sus hijos o de las secuelas que haya podido generar la enfermedad en sí. Por desgracia, en muchas de esas ocasiones los tratamientos no tienen una efectividad superior a los que ya oferta el sistema sanitario y sin embargo sí que suponen un considerable coste para los progenitores.

Los costes laborales de los padres

Por último, existe un coste indirecto que suele tener mucha trascendencia a pesar de que suele ser olvidado por el sistema sanitario y por la sociedad en general, y que reside en los costes laborales de los padres. Un catarro que condiciona a un niño pequeño a permanecer encamado en casa obliga a que un cuidador esté pendiente de él. No es raro que los abuelos sean los encargados pero en muchas ocasiones, por edad o por imposibilidad física, eso no es posible, y son los padres los que asumen este papel. En estos casos, si ambos progenitores trabajan, han de turnarse para ausentarse de sus obligaciones laborales. Generalmente los empleados públicos o los de grandes empresas con convenios laborales favorables tienen más facilidad para ausentarse, pero los empleados de empresas del sector privado o con convenios o jefes más estrictos suelen tener más limitaciones y es posible que se enfrenten a la pérdida de la paga de los días de ausencia o incluso a amenazas de despido (o despidos en caso de ausencias reiteradas). En el caso de los trabajadores por cuenta propia, como los autónomos o los empresarios, ausentarse de su trabajo por lo general les hace dejar de ganar dinero, lo que supone un coste añadido a los gastos directos que pueda generar la enfermedad en sí.

Estos costes económicos, si bien suelen ser asumidos con facilidad por parte de los padres al inicio de las enfermedades o cuando sus hijos son más pequeños y por lo tanto más vulnerables, pueden suponer un auténtico lastre si los cuadros son crónicos o graves. En estos casos no es raro que uno de los progenitores pierda o renuncie a su trabajo y se dedique a cuidar de su hijo enfermo, lo cual conlleva no solo el coste económico de la merma de ingresos sino el coste psicológico de haber renunciado a la realización personal que conlleva el trabajo. Por eso y a la larga, el coste económico puede terminar transformándose en un coste personal mayor, y esto es algo que la sociedad debería contemplar de alguna forma. Es triste comprobar cómo una enfermedad en ocasiones no solo merma la salud de un niño, sino que cambia para peor las condiciones de vida de una familia por aspectos puramente económicos.

Otro de los mayores costes que puede pagar un niño en relación con su enfermedad reside en el dolor, en cómo lo sufre y cómo lo maneja. El dolor es algo terrible que puede conllevar un elevado coste de sufrimiento para la familia. Esto es lo que se trata en el siguiente capítulo.

2.2. El dolor en el niño enfermo

El dolor en los niños

A nadie le gusta el dolor y menos a un niño, dado que en función de su edad es posible que ni siquiera entienda por qué le duele algo o por qué tiene que soportar algo así. Los lactantes solo pueden manifestar el dolor a través del llanto y los niños algo más grandes, como explicábamos en la enfermedad en preescolares, pueden tomar el dolor como un castigo que se merece por haberse comportado mal, algo que muchas veces es incluso alentado por los propios padres con explicaciones como «Te duele la barriga porque has comido mucho chocolate», lo que puede confundir al niño, que en vez de asociar el dolor con la ingesta de chocolate, lo relaciona con su mal comportamiento.

El dolor es una sensación subjetiva, matizada por la edad, por el nivel de desarrollo del niño y por su entorno. Es muy difícil valorar el dolor en los niños, por lo que los profesionales en general suelen atender mucho a sus expresiones faciales y al grado de limitación que este puede suponer para su vida normal. Un cuadro de dolor leve, como el que surge con la aparición de los dientes o con los gases o con una gastritis por un exceso de comida puede ser sobrellevado sin excesivos problemas. Sin embargo, cuando el dolor se prolonga durante horas o responde a causas de mayor complejidad, puede generar limitaciones en la vida del niño, que puede verse impedido para asistir a la guardería, al colegio o a actividades que tenga planificadas con sus compañeros o amigos.

Por tanto vemos que el dolor en los niños suele ser leve y breve en el tiempo, pero por desgracia hay patologías como las cefaleas, el dolor abdominal recurrente u otras más graves en las que los episodios de dolor pueden ser duraderos, repetidos en el tiempo o complicados de tratar. En los niños con dolor fuerte o crónico además existe el problema de que los profesionales pueden no estar acostumbrados a tratarlo, por lo que estos niños se encuentran en una situación de mayor indefensión que los adultos. Sin embargo, es una de las obligaciones de los profesionales sanitarios el controlar en la medida de lo posible cualquier dolor en la edad infantil, por las enormes limitaciones y la carga emocional que puede suponer este para el niño y no se acepta hoy en día que, por miedo o inseguridad, un profesional sanitario no trate el dolor en un niño. Esta es una de las actuaciones más elementales que puede y debe realizar un profesional siempre que sea posible y que se puede poner en marcha incluso en los cuadros aparentemente leves, como las faringitis, pero que pueden conllevar un dolor intenso que incluso impida comer.

Siempre hay que tratar el dolor

Ante cualquier enfermedad hay que tratar el dolor cuando este está presente o pueda aparecer. Si un niño tiene amigdalitis u otitis es importante solicitar al profesional los medios analgésicos adecuados para que el dolor de garganta o de oídos no le suponga una limitación añadida al cuadro infeccioso. Unas llagas en la boca pueden ser terriblemente molestas y en los casos de diarreas, vómitos y un sinfín de procesos banales también puede generarse cuadros de dolor que, en muchos casos, pueden controlarse con analgesia suave como el ibuprofeno o el paracetamol.

El dolor además puede generar un considerable impacto en la familia, ya que el entorno del niño se resiente al verle sufrir. Este trastorno es mayor si el niño ve limitada su vida ordinaria o si además padece un cuadro crónico que hace que el dolor se presente de forma recurrente en el tiempo. Por suerte, en la actualidad existen unidades especializadas en controlar el dolor y es posible incluso prevenirlo, no ya solo con medicación sino con técnicas de relajación adecuadas a la edad del niño.

Por último, cabe destacar que también puede producirse dolor en el niño cuando se realizan determinados procedimientos sanitarios como pueden ser la administración de vacunas, la extracción de analíticas o una cirugía abdominal. En estos casos los profesionales tienen la obligación de prevenir su aparición mediante el uso de analgésicos, sedantes o anestésicos durante la realización de las diferentes técnicas. También ayuda mucho el realizar las técnicas en un ambiente agradable, incluso a veces en presencia de los padres, o que estos ayuden a calmar al niño una vez que se ha concluido el procedimiento. En el caso de los lactantes suele ayudar mucho el ponerlos al pecho una vez finalizado el procedimiento doloroso o relajarlos antes y después de la técnica dolorosa. Lo que nunca se debe hacer, para no incrementar de forma absurda e innecesaria el dolor de un niño, es hacerle asociar los centros sanitarios con amenazas o pinchazos. Muchos padres «amenazan» a sus hijos con inyecciones si no comen o no se comportan bien y eso desencadena respuestas de alerta y miedo cuando los niños se acercan a un centro sanitario, al pensar que se les va a hacer daño.

Una de las consecuencias de los episodios de dolor repetido es la aparición de cambios en la conducta y el comportamiento de los niños. Esto se trata en el capítulo siguiente.

2.3. La conducta del niño enfermo

La conducta no tiene por qué afectarse

En general los niños que padecen procesos leves y cortos en el tiempo, como cuadros febriles o respiratorios, no suelen ni deben de tener trastornos de conducta relacionados con estos procesos. Lo que sí puede suceder es que los niños que acuden en muchas ocasiones al médico por procesos repetidos o que realmente padecen una enfermedad crónica puedan presentar algunos problemas de conducta que generalmente suelen verse en mayor medida cuando los niños son más pequeños o los procesos crónicos más precoces.

Hay enfermedades que de por sí son más graves que otras, sin embargo parece que no existe una relación clara entre el hecho de que una enfermedad crónica sea grave y que el niño pueda presentar problemas de conducta a corto o a largo plazo. Estos problemas, si aparecen, más bien parecen relacionados con el hecho de que los niños puedan ser apreciados como «diferentes» y sientan una especial sobreprotección de su entorno más inmediato cuando se comportan de determinada forma, por lo que tienden a repetir ese comportamiento. Es decir, un niño con un proceso alérgico leve que requiera asistir varias veces al médico y que como consecuencia reciba una atención exagerada por parte de su familia, es posible que presente mayores trastornos de conducta que un niño diabético al que se le educa para que aprenda a manejar su enfermedad y al que no se le presta más atención que la que se le daría a cualquier otro niño que no tuviera ese proceso.

Cuándo se puede afectar la conducta por enfermedad

No obstante, algunos trastornos de conducta relacionados con la presencia de enfermedades se pueden presentar en niños más pequeños, con mayor inmadurez del desarrollo o que puedan tener algún tipo de secuelas a nivel neurológico. Parece que los niños mayores o aquellos con mayor desarrollo intelectual presentan menor incidencia de problemas de conducta relacionados con su enfermedad. Si bien las enfermedades no parecen tener una relación clara o directa con la aparición de trastornos de conducta en los niños, sí podría suceder que un ambiente familiar inadecuado se favoreciese su aparición. Esto puede verse por ejemplo en enfermedades infantiles crónicas o graves, donde uno o ambos progenitores pueden sufrir una depresión que sí podría influir en el desarrollo psicológico del niño enfermo. Otros conflictos paralelos, como las discusiones en el entorno familiar, también pueden ser una fuente de riesgo, por lo que deberían ser evitados siempre que sea posible.

En general un niño enfermo no tiene por qué presentar trastornos de la conducta incluso aunque padezca enfermedades crónicas. Es normal que durante los días que acompañan a un proceso agudo como una fiebre o un catarro el niño esté algo más caprichoso o anhelante de protección y cariño. Sin embargo, cuando el proceso finaliza el niño debería reanudar su comportamiento habitual. En los procesos crónicos el niño no debería presentar tampoco alteraciones de la conducta directamente relacionados con el proceso en sí. En los casos en los que se presentan puede resultar de utilidad valorar si el entorno familiar está especialmente afectado por el proceso, si existen cuadros de depresión en el entorno u otros conflictos que puedan estar afectando psicológicamente al niño, o si este es pequeño o inmaduro. A veces el estrés familiar que pueda conllevar una enfermedad, aguda o crónica, puede ser tratado con la ayuda de especialistas en psicología o en psiquiatría, por lo que nunca se debería dudar a la hora de solicitarlos si se cree que son necesarios.

El impacto de la enfermedad sobre la familia, a veces causante de conflictos que pueden terminar afectando al niño enfermo, se trata en el capítulo siguiente.

2.4. Impacto en la familia

La enfermedad genera un impacto en la familia

Siempre que un niño enferma existe un impacto inmediato sobre su entorno más cercano, la familia. Por mucho que unos padres quieran a su hijo, cuando se presenta una enfermedad, leve o grave, esta siempre acarrea unas cargas adicionales que no son necesarias cuando los hijos están sanos y que por lo tanto puede costar mucho sobrellevar cuando se presentan. Cuando un niño está enfermo, bien por un proceso leve o por uno grave o crónico, es posible que no pueda valerse por sí mismo para llevar a cabo determinadas acciones, a veces tan sencillas como alimentarse o ir por sí solo al baño. Estos cuidados, pasajeros en el tiempo en los procesos agudos o bien prolongados en los cuadros crónicos, pueden desviar la atención de los hermanos, que pueden sentirse desplazados al percibir cómo la mayor parte de la atención y los cuidados recaen en su hermano enfermo. Cuando esto sucede durante unos días no suele ser problema es incluso es entendible como parte de su proceso de aprendizaje. Pero cuando se prolongan en el tiempo sí que pueden suponer un trastorno.

Las familias que se enfrentan a la enfermedad de un niño también soportan un peaje emocional considerable, que puede ser elevado incluso cuando la enfermedad en sí no lo justifique. Un proceso febril puede ser percibido como muy peligroso por unos padres con poca tolerancia a la fiebre, o un cuadro de llanto por gases o la presencia de mocos en un recién nacido pueden ser una fuente considerable de estrés para una familia no entrenada o preparada para afrontar esos pequeños inconvenientes. En estos casos lo que más suele afectar a los padres es la incertidumbre del qué sucederá o si el cuadro que padece su hijo evolucionará favorablemente o no. Generalmente y con el tiempo, cuando los padres aprenden a valorar las consecuencias de los diferentes cuadros dejan de tener miedo a las consecuencias, dado que las conocen y en vez de temerlas lo que hacen es prepararse para afrontarlas cuando se presenten o poner los medios para evitar su aparición.

La incertidumbre, el peor enemigo

La incertidumbre es una de las peores cargas que puede sufrir una familia. Unos padres con un hijo que padezca crisis convulsivas febriles (un cuadro benigno por definición) sufrirán un inmenso temor cada vez que su hijo padezca de fiebre, aunque esta no sea elevada, dado que no tienen la menor posibilidad de saber si la crisis convulsiva se va a repetir de nuevo. Sin embargo, si esos padres supiesen con certeza en qué condiciones exactas se repite la crisis epiléptica, lo que harían sería tratar de evitar esas condiciones o estar preparados para cuando llegara ese momento.

En el caso de los niños con enfermedades largas la incertidumbre en el entorno familiar puede ser incluso mayor, llegando a extremos complicados de soportar a nivel psicológico. Si la enfermedad es grave o puede suponer unas secuelas considerables, es posible que los padres se obsesionen con la búsqueda de nuevos tratamientos o de descubrimientos, a veces alentados de forma baladí por los medios de comunicación, propensos a dar noticias de descubrimientos que a lo mejor no tienen una trascendencia real en la medicina hasta muchas décadas después. También pueden darse casos de la aparición de remedios milagros, curanderos o especialistas que ofrecen alternativas no contrastadas a nivel científico, que en muchas ocasiones no solo conllevan un elevado coste económico para los padres sino una posterior decepción y una enorme pérdida de esperanza al constatar que no están siendo efectivas.

Papel de los profesionales sanitarios

Una de las misiones de los profesionales sanitarios, con el fin de evitar la incertidumbre y la desesperanza, principales enemigos de los padres con niños con enfermedades graves o crónicas, reside en ofrecer las alternativas posibles a las familias pero siendo realistas procurando programar logros pequeños para poder conseguirlos poco a poco, algo que ayuda a que los padres se mantengan activos, se sientan útiles y por tanto les infunda ánimos y optimismo reales y sin falsas esperanzas, aunque con la ilusión de saber que están haciendo todo lo que pueden por su hijo enfermo.

En los cuadros agudos y leves el profesional suele informar a los padres de las expectativas de recuperación del niño y la actitud que deben tomar en caso de que esos plazos no se cumplan. En los niños con enfermedades crónicas la misión del profesional reside en lograr esos pequeños avances comentados de forma que el niño vaya mejorando su nivel de vida. Así, algunos de los logros pueden consistir en acudir a la escuela, hacer deporte, valerse por sí mismo, recuperar la forma física o por ejemplo conseguir que un niño pueda comer sin necesidad de portar una sonda nasogástrica. A veces logros aparentemente pequeños como este último cambian drásticamente y a mejor la calidad de vida de un niño y por lo tanto la de su entorno familiar. Por eso es importante que los profesionales sanitarios sean a la vez realistas pero optimistas, y programen las actuaciones junto con los padres, procurando que estos no caigan en las promesas de milagros que algunas empresas o personas les realizan, aprovechándose de su sufrimiento.

Aunque la mejor forma de minimizar el impacto de la enfermedad de los niños en la familia sea reducir precisamente la incidencia de dichas enfermedades y por lo tanto de sus secuelas, algo que solo se puede lograr —y a veces solo en parte— mediante la prevención, uno de los temas menos explotados y que más relevancia tiene a nivel pediátrico, porque es posible prevenir muchas de las enfermedades infantiles. Y esto es lo que se trata en el capítulo siguiente.

2.5. Prevención de la enfermedad

Por qué es importante la prevención

Prevenir es curar, de hecho prevenir es mejor que curar. La mejor enfermedad es la que no se padece y, aunque al principio del libro se comentaba que la enfermedad es una de las dos únicas certezas de nuestra vida, también es cierto que es posible prevenir aunque sea de forma parcial, una parte de las enfermedades. Con trabajo, dedicación y constancia, pero es posible. No es el objetivo de esta obra hablar de la prevención en sí de la enfermedad en los niños, pero sí es importante matizar que esta labor, fundamental en los adultos, se convierte en esencial en los más pequeños. Solo unas cuantas maniobras, costumbres o rutinas diarias pueden ayudar a reducir la aparición de cuadros como la presencia excesiva de mocos, los gases o la fimosis. Pero también la obesidad, la hipertensión, la diabetes e incluso los infartos. Los padres que realizan actividades preventivas en los niños tienen hijos con menos enfermedades. Es cierto que no podrán evitarlas todas, pero con unas cuantas medidas podrán ahorrarse unas cuantas o, al menos, lograrán que sean más leves o provoquen menos secuelas en los niños.

Uno de los componentes fundamentales en la prevención de las enfermedades es la labor que se realiza en los centros de asistencia primaria. La educación maternal, los cuidados durante el embarazo, el seguimiento del niño sano, las vacunaciones y los planes integrales de salud ayudan a que los padres puedan seguir unas pautas de actuación racionales que les permitan tener hijos sanos y con menos propensión a enfermar. En muchas ocasiones los padres, preocupados por ofrecer la «mejor» asistencia sanitaria a sus hijos, buscan con ansiedad la realización de pruebas o que se les cite con especialistas que puedan ayudarles con su problema concreto. Y eso en algunos casos puede ser bastante útil pero en otros muchos no solo no resuelve los problemas sino que hace que se pierda la confianza en la importantísima labor que se realiza en los centros de atención primaria, centrada en la prevención.

Dónde se puede hacer prevención

En las consultas de seguimiento de niño sano muchos pediatras no se limitan solo a detectar posibles alteraciones del peso, la talla o el desarrollo de los niños. Cada día son más los profesionales implicados en mostrar a los padres la importancia de la prevención de los mocos mediante la fisioterapia, la de los gases mediante los masajes, la fimosis con determinadas maniobras o el entrenamiento en la detección precoz de los cuadros graves o de los signos de alerta en un niño enfermo (por ejemplo, muchos padres desconocen que sí son indicadores de gravedad el mal color de la piel, la falta de reactividad del niño al entorno o un mal tono muscular; y sin embargo la fiebre, un síntoma que en general y de por sí solo no suele indicar gravedad, sobre todo en niños con buen color, buen tono muscular y buena reactividad al entorno, sí es consultada sin demora alguna). También son muy útiles las medidas encaminadas a la prevención de los trastornos del sueño, el rechazo al alimento propio de los niños pequeños o la obesidad infantil. Estos son solo unos cuantos ejemplos de procesos que se pueden reducir considerablemente solo con ofrecer unas pautas preventivas a unos padres. Las vacunaciones, por su parte, son esenciales para prevenir un numeroso grupo de enfermedades infecciosas. Muchas de ellas pueden generar cuadros graves con secuelas severas o que pueden hacerse crónicas con el tiempo.

En el caso de los niños con enfermedades crónicas, es importante que los padres reciban consejos y asesoramiento no solo sobre los cuidados en sí de la enfermedad, sino sobre la prevención que pueden llevar a cabo para minimizar la aparición de secuelas, complicaciones o enfermedades añadidas. En estos niños la prevención se realiza a diferentes niveles, generalmente promovida por los profesionales que realizan el seguimiento y control del niño. Los profesionales de enfermería también pueden ser muy útiles a la hora de instruir a los padres en el manejo de niños con determinados procesos, como por ejemplo los que necesitan de la administración de medicaciones como insulina o el cuidado de sondas, vendajes, curas y un largo etcétera.

La prevención debería ser siempre el primer paso de la asistencia sanitaria de todo niño. Y cuando, a pesar de ella, sobreviene la enfermedad, es cuando el niño es subsidiario de recibir atención procedente de otros ámbitos y tener garantizada lo que se denomina «continuidad asistencial», es decir, un seguimiento integral y coherente con su estado de salud y acorde con su edad y estado de desarrollo. Y que se realice, por supuesto, de forma comprensible para los padres. En los siguientes capítulos se explica el concepto de «continuidad asistencial», tan importante para nuestros pequeños, en el contexto de qué puede ofrecer el sistema sanitario en el niño enfermo.

3. Qué ofrece el sistema sanitario al niño enfermo

El sistema sanitario está diseñado teóricamente para fomentar la salud, prevenir la aparición de la enfermedad y, cuando esta sucede, tratar de poner los medios adecuados para el restablecimiento de la salud o, cuando menos, minimizar las secuelas, el daño o el sufrimiento. Sin embargo, este concepto a veces se queda en lo abstracto y, por mil causas que escapan a la finalidad de este texto, el sistema sanitario apenas araña unas cuantas respuestas de todas las que debería ofrecer al ciudadano. En el caso de los niños existe además una especial falta de protección dado que muchos de los profesionales no se consideran aptos o preparados para tratar con ellos y muchas de las instalaciones y equipamientos no están adaptados a sus necesidades.

Una de las misiones del sistema sanitario consiste en ofrecer una «continuidad asistencial», es decir, un seguimiento integral, continuado y transparente al niño enfermo para que la prevención y el tratamiento de sus enfermedades fluyan de forma casi inconsciente entre los diversos ámbitos responsables de dar respuestas en salud: el hospitalario, la atención primaria o las consultas de especialistas, por ejemplo. Los servicios de urgencias pediátricas, muchas veces mal utilizados por desconocimiento, tratan de ofrecer muchas de las respuestas que otros niveles no han logrado ofertar a los padres preocupados. Y por este motivo son muchas veces canalizadores de una atención que debería prestarse en otros ámbitos.

Por otro lado, los sistemas de información en la actualidad suelen ser bastante limitados, desde el plano tecnológico hasta la oferta de tiempo que los profesionales pueden ofrecer a los pacientes en las consultas saturadas de la sanidad pública. La escuela, los grupos, las asociaciones y muchos servicios extrasanitarios a veces no son utilizados de forma adecuada para complementar esa respuesta que el sistema sanitario no siempre puede dar pues es imposible que los profesionales acompañen al niño en su día a día, por lo que termina siendo esencial que este pueda recibir apoyo, cuidados y asesoramiento por parte del entorno más inmediato que le rodea en su vida cotidiana. Todos estos ámbitos, y cómo afecta cada uno de ellos a los niños enfermos, se estudian en los siguientes capítulos.

3.1. Después de un alta hospitalaria

Los problemas de un ingreso hospitalario

En los niños la mayoría de las enfermedades suelen ser leves, cortas en el tiempo y además poco trascendentes, es decir, no suelen dejar secuelas. Sin embargo, en algunos casos es posible que con las consultas al centro de salud no se pueda solucionar un proceso y un niño tenga que acudir a urgencias o ingresar en un hospital. En estos casos la enfermedad se percibe como un proceso grave, especialmente si el niño ha tenido que pasar por quirófano o por cuidados intensivos pediátricos. La angustia de la familia y del entorno es bastante elevada y surgen muchas preguntas relacionadas no ya con el proceso en sí y sus posibles secuelas, sino con cómo se va a desarrollar el seguimiento del niño en el futuro. Y es que cuando el niño está ingresado en el entorno hospitalario la familia percibe una sensación de seguridad y amparo ya que, aunque realmente desearían estar en su domicilio, en el hospital sienten que están atendidos veinticuatro horas y se va a dar respuesta inmediata a cualquier eventualidad que surja. Algo que no sucede cuando el niño está en casa.

Por lo tanto, cuando un niño ingresa en un hospital y es dado de alta comienzan numerosas preocupaciones en la familia, sobre todo si el proceso ha sido grave o si el ingreso ha sido prolongado. En estos casos lo ideal sería que existiera una comunicación fluida entre los profesionales responsables del alta hospitalaria y el profesional que ofrece la continuidad asistencial en atención primaria. Sin embargo, esto no siempre es posible porque las agendas son poco compatibles o las consultas de primaria están saturadas y los profesionales apenas disponen de tiempo o de medios para establecer una comunicación fluida con sus compañeros. Este déficit se puede paliar en parte realizando una visita al centro de salud para que el pediatra pueda valorar el informe de alta, aportar los datos necesarios a la historia y, lo más importante, coordinar el seguimiento del niño en el caso de que lo necesite. También ayuda a resolver dudas que puedan haberles quedado a los padres y refrescar las actuaciones que deben llevar a cabo en el domicilio para evitar recaídas en los casos en los que haya riesgo de que estas puedan producirse.

Si se producen recaídas o procesos agudos o graves de cualquier otro tipo, es útil que los padres conozcan qué mecanismos pueden poner en marcha en cualquier momento. A veces una simple llamada telefónica en horario de consulta a los médicos especialistas responsables de un cuadro en seguimiento puede ser útil para superar un momento de duda. Y en otros momentos puede que sea necesaria asistencia urgente. Normalmente los profesionales responsables del alta suelen dejar establecidas las pautas o criterios para solicitar asistencia urgente o asistencia telefónica en función del caso.

Qué ocurre después de un ingreso

Un momento importante, cuando el niño ya está en casa, sucede cuando este se reincorpora a su rutina habitual. En el caso de los niños que han sufrido un proceso agudo y sin secuelas es posible que pueda restablecer su asistencia al colegio o a la guardería sin mayor problema. Sin embargo, en los niños en los que hayan podido quedar secuelas, en los que exista riesgo de recaídas o en los que pueda haberse generado un proceso crónico, es fundamental que los padres reciban un entrenamiento para actuar en casa y unas pautas, generalmente sencillas pero eficaces, que transmitir a los educadores de la guardería o del colegio.

En nuestro medio ningún niño puede ser excluido de la educación por causas médicas salvo que estas supongan un riesgo de salud pública, por lo que los niños con enfermedades crónicas como por ejemplo epilepsia, celiaquía o diabetes pueden acudir al colegio sin ninguna limitación salvo las que pueda imponer de forma puntual su estado de salud. Es útil que los padres hablen con los profesionales del colegio y les transmitan los cuidados y las enseñanzas que han aprendido durante su ingreso o las medidas que puedan estar encaminadas a prevenir complicaciones o a actuar si surge la necesidad de hacerlo. Si bien los educadores no tienen por qué asumir el rol de profesionales sanitarios, sí deben estar entrenados y preparados en las mismas técnicas que puedan estarlo unos padres y saber activar, en un momento determinado, los mecanismos de emergencia o las actuaciones que puedan corresponder.

Lo ideal sería que existiera una comunicación fluida entre los profesionales responsables del alta hospitalaria, los profesionales de atención primaria y los educadores, pero esta de momento es prácticamente inexistente o carente de la eficacia que sería deseable. En cualquier caso en los colegios deben conocer y saber cómo administrar las medicaciones imprescindibles para los casos de necesidad, como adrenalina en los niños con riesgos de alergias graves o el glucagón en niños diabéticos que puedan estar haciendo una hipoglucemia grave. Estos medicamentos son de uso sencillo y pueden ser administrados por cualquier cuidador tanto en ámbito domiciliario como escolar, por lo que ante dudas, temores o desconocimiento es útil que los padres se reúnan con los educadores y aporten la documentación o las indicaciones necesarias para evitar situaciones de riesgo.

Por último, no hay que menospreciar los cuidados que el propio niño puede ofrecerse a sí mismo. Si bien los lactantes y los niños en edad preescolar pueden aportar poco o nada en este sentido, los niños en edad escolar y sobre todo los adolescentes sí que pueden contribuir en gran medida a los autocuidados, tanto en los procesos banales como en las enfermedades crónicas. Hacer participar al niño no solo no es estigmatizante sino que puede ayudarle a comprender su enfermedad y a sentirse bien al ser consciente de que puede actuar y contribuir a cuidar de sí mismo, lo que le hace sentir responsable. Esto es especialmente útil en los adolescentes y más aún en los niños con enfermedades crónicas, pues les enseña a ser independientes, a valerse por sí mismos y les entrena en la toma de decisiones.

El hospital solo trata los casos agudos o los que requieren de una alta especialización. La mayor parte del tiempo el niño recibe la asistencia sanitaria en otros niveles que corresponden a otros ámbitos del sistema. En los siguientes capítulos se comenta cuándo acceder a los servicios de urgencias, a la asistencia especializada o a los sistemas de información; y cómo la escuela, los grupos y los servicios extrasanitarios pueden resultar de ayuda a la hora de manejar la enfermedad en los niños. Uno de los más importantes en el seguimiento de una enfermedad, la llamada «continuidad asistencial», se trata en el capítulo siguiente.

3.2. Continuidad asistencial

Qué es la continuidad asistencial

La continuidad asistencial consiste en que la atención a un niño enfermo esté garantizada y sea continuada en el tiempo. Es decir, si un niño inicia un proceso catarral lo ideal sería que pudiera ser atendido en su centro de atención primaria. Y si luego el cuadro se complicara, pudiera acudir a urgencias, donde no sería necesario que relatara toda la historia porque parte de ella ya estaría reflejada en una historia digital y única a la que los profesionales podrían acceder y donde residirían las advertencias del profesional de primaria para sus compañeros en caso de empeoramiento. De necesitar tratamiento o incluso ingreso y seguimiento en consultas de especializada o de nuevo en su centro de atención primaria, lo ideal sería que los nuevos profesionales tuviesen acceso a todos los datos y pruebas del niño a través de la historia, pudiesen programar las futuras asistencias y, lo que es más importante aún para los padres, planificar las posibles urgencias o complicaciones que pudieran surgir. Y en el caso de que estas apareciesen, que los profesionales pudieran atender al niño como si lo conocieran de antes. Es decir, que la atención del niño pudiera prestarse de forma continuada en cualquiera de los niveles del sistema sanitario.

Este ejemplo, descrito con un simple catarro, cobra mucha más importancia cuando se trata de niños con enfermedades crónicas como asma o diabetes. En estos casos lo ideal es que el niño tuviera sus visitas a especialista y primaria programadas y, en caso de surgir complicaciones o necesidad de ingreso, los profesionales pudieran conocer todo su historial y continuar el tratamiento sin problema y de forma independiente del lugar físico donde pueda surgir esa complicación. Por esos a esa atención se le llama «continuada», porque el niño la percibe siempre, esté donde esté. Hoy en día se puede lograr en parte, pero no de la forma en que sería ideal.

Por qué no se suele cumplir

Uno de los problemas para prestar continuidad asistencial reside en que los sistemas informáticos a veces no permiten un intercambio fluido de datos entre niveles asistenciales o, lo que es peor aún porque existen incompatibilidades, entre comunidades autonómicas. Esto hace que los padres, cuando acuden a diferentes servicios, tengan que relatar una y otra vez el proceso, lo que conlleva olvidos y despistes que generan fallos en la aplicación de protocolos, en la realización de técnicas, pruebas, visitas o en la administración de la medicación, a veces por exceso o falta de información o simplemente por falta de coordinación entre los profesionales sanitarios. En los casos de enfermedades agudas y cortas en el tiempo no suele suponer excesivo problema y los padres asumen que los médicos de urgencias y los de atención primaria no tengan apenas contacto entre ellos, ni siquiera a través de la historia clínica del niño. Sin embargo, en el caso de los enfermos crónicos esto es más difícil de entender pues los padres a veces tienen que relatar procesos largos, enrevesados y plagados de recuerdos tristes para poner en antecedentes al enésimo médico que está tratando a su hijo sin conocerlo. Es algo que va en contra del principio de continuidad asistencial y que puede resultar agotador psicológicamente para unos padres.

Los niños con enfermedades crónicas, sean del tipo que sean, deberían tener un médico responsable o coordinador del proceso que estuviera encargado de facilitar su asistencia sanitaria y la comunicación entre los profesionales que se encargan del niño. Y por supuesto un equipo de profesionales y de medios técnicos alrededor de su patología que pudieran ofrecerle una respuesta en diferentes ámbitos sin que la familia tuviera que explicar su proceso una y otra vez. Así, el niño podría asistir a sus revisiones en atención primaria y a las que correspondieran en especializada de forma poco costosa. En el caso de necesitarlo, podría acudir a urgencias o incluso ingresar en un hospital, pero de forma que el resto de los profesionales estuvieran al tanto de esos eventos para que se pudiera actuar en consecuencia y siguiendo las actuaciones o las pautas iniciadas por sus compañeros, sin tener que estar interrogando a los familiares.

La comunicación es otra parte fundamental de la relación de los sanitarios con los familiares de un niño enfermo y por supuesto con el propio niño, siempre en función de su capacidad de comprensión. Una buena continuidad asistencial se basa en este pilar, que bien realizado genera una necesaria e imprescindible confianza en el sistema sanitario y en los profesionales que forman parte de él. Muchas veces los padres son conscientes de que no van a escuchar buenas noticias y están preparados para asimilar información negativa. Pero lo que no suelen soportar, porque es una situación difícil, es la falta de información y la incertidumbre que esta genera. En ocasiones esta información no existe pero el mero hecho de comunicar a los padres esa circunstancia ya es suficiente para que puedan asimilar mejor el proceso y su evolución. La comunicación y el buen entendimiento con los padres es una de las mayores carencias de los sistemas sanitarios, y muchas de las mejoras en este ámbito deberían estar enfocadas a mejorarlas. Una de las actuaciones más útiles reside en la formación de los padres en temas de salud, a través de textos como este o con temas como los que se exponen en notodoespediatria.com. De esa forma los padres estarían más capacitados para asimilar la información sanitaria. Pero una mejor información, comprensible y fluida, haría que los padres pudieran utilizar de forma más conveniente, por ejemplo, los servicios de urgencias pediátricos para solucionar un problema que les angustie. De eso se habla en el capítulo siguiente.

3.3. Las urgencias pediátricas

Por qué existen las urgencias

Muchos de los niños necesitan en algún momento de su vida una asistencia urgente. Aunque es cierto que en muchos casos los motivos de la solicitud de asistencia no justifican su uso, también es verdad que los servicios de urgencias existen para dar respuesta a los casos que pueden revertir alguna gravedad. Esto es especialmente útil en los niños con procesos crónicos o susceptibles de complicarse en momentos puntuales, como sucede con el asma o con las diabetes no bien controladas, o en enfermedades agudas como una infección o una diarrea que puedan complicarse en un momento dado con una sepsis o una deshidratación, ambos procesos graves.

Los servicios de urgencias pediátricos no siempre son accesibles. En las ciudades suele haber centros hospitalarios con presencia de pediatras de guardia las veinticuatro horas del día, pero en poblaciones pequeñas o en los barrios periféricos es posible que los profesionales sean menos expertos en el manejo de niños, especialmente los más pequeños. Esto hace que en los sitios donde los servicios de urgencias son más accesibles se consulte con más facilidad, de forma que en ocasiones se hace un uso inadecuado de estos servicios, a veces ocasionado por una falta de respuesta del sistema sanitario a las preguntas o a las necesidades de una familia con un niño enfermo. Los padres con dudas, temores o con escaso entrenamiento en el manejo de sus hijos acuden más a urgencias que los padres a los que se les ha explicado cómo manejar los mocos, la fiebre, los gases o muchos de los síntomas comunes en la edad infantil.

En cualquier caso, los servicios de urgencias pediátricos cumplen una labor asistencial fundamental que consiste en dar respuesta a un problema brusco o potencialmente grave de salud e, igualmente importante, garantizar una correcta accesibilidad al sistema a los niños que posean enfermedades crónicas o potencialmente graves que puedan empeorar en un momento dado. Todo padre debería conocer en qué situaciones ha de acudir a un servicio de urgencias, pero esto es más importante aún en los que tienen niños con procesos crónicos que pueden sufrir un empeoramiento brusco. Los niños con cuadros crónicos como el asma, la diabetes o las malformaciones cardíacas acuden a urgencias bastante más que los niños que no tienen estos problemas, por lo que la asistencia urgente de estos niños debe estar bastante bien planificada por parte de los sanitarios y explicada a los padres para que puedan acudir a ella cuando lo necesiten.

Cómo usar las urgencias

El uso de las urgencias siempre debe ser razonable y en estas se deberían aplicar de forma estricta los procedimientos y protocolos de actuación aprobados por el centro o por el sistema sanitario regional o estatal, de forma que la atención estuviera unificada de cara a los niños y fuera indistinta del servicio de urgencias donde se prestara, garantizando así la continuidad asistencial a la que se hacía mención en el capítulo anterior. Esto es mucho más importante en los niños con enfermedades crónicas, que deberían encontrar una respuesta uniforme a sus problemas. Sin embargo no siempre es así, lo que puede confundir a los padres e incluso generar inseguridad a la hora de comportarse o de actuar con el niño. Los criterios de actuación unificados permiten que los padres aprendan a reconocer síntomas y a reaccionar frente a ellos, haciendo así un uso más racional de las urgencias y ofreciendo una mejor y más adecuada respuesta a las necesidades de sus hijos.

Otro aspecto ideal sería que los profesionales de atención primaria o de otros ámbitos pudiesen tener acceso sin limitaciones a los episodios de urgencias de sus pacientes al quedar estos reflejados y accesibles en sus historias clínicas. Esto permitiría constatar los episodios, los motivos, su gravedad o los tratamientos instaurados. De esta forma los pediatras podrían entrenar a los padres en el uso de las urgencias, en el manejo de sus hijos, y podrían pautar tratamientos que estuvieran en consonancia con los protocolos aplicados en urgencias y garantizar así la continuidad asistencial. Por desgracia esta información no siempre está accesible y hay que acceder a ella a través de los informes que aportan los padres o, lo que es peor, a través del relato oral que hacen del episodio. Una de las formas de reducir las urgencias consiste en que los niños que la necesiten reciban una correcta atención por parte de las consultas médicas especializadas. Es de lo que se habla en el capítulo siguiente.

3.4. La asistencia especializada

En qué consiste la asistencia especializada

La asistencia especializada es la que permite resolver problemas concretos, crónicos, de mayor gravedad o que puedan requerir una asistencia concreta de alta especificidad o de carácter urgente. Una asistencia especializada puede ser la que se oferta en una consulta de especialidades como la de cirugía pediátrica o en una unidad de cuidados intensivos neonatales, como por ejemplo sucede en el caso de los recién nacidos prematuros. Dado que en los niños en general las enfermedades graves son menos frecuentes que en los adultos, su manejo puede resultar complicado por falta de práctica o de especialización y eso hace que sea esencial la existencia de unidades de alta especialización a las que se pueda trasladar o derivar a un niño en caso de necesidad. La asistencia especializada reduce la gravedad y las secuelas de las enfermedades graves o crónicas y, como consecuencia lógica, la mortalidad en estos niños es menor.

Por qué no siempre es necesaria

Sin embargo, no todos los niños con enfermedad requieren atención especializada. El papel del pediatra de atención primaria es fundamental para canalizar la asistencia en función de la enfermedad, del estado del niño o de sus antecedentes personales o familiares. La asistencia especializada reduce la gravedad de las enfermedades y su mortalidad pero a veces los profesionales de atención primaria se ven presionados por parte de padres que demandan atención especializada por el mero hecho de asegurarse de que su hijo no tiene nada. Estos niños sin patología o con sospecha muy baja que son remitidos sin cumplir criterios para su derivación generan demoras en la atención de los que sí tienen una sospecha elevada o de los que podrían beneficiarse de un tratamiento precoz de su potencial enfermedad. Por eso es importante hacer un uso racional de los medios sanitarios, pues el niño que ocupa un recurso de forma innecesaria está no solo generando un coste económico que es financiado por los ciudadanos que sostienen el sistema, sino que además está originando una demora innecesaria en el tratamiento de otro que sí necesita el recurso y que se puede ver perjudicado.

Cómo debería llevarse a cabo

La atención especializada debe ser además integral, asegurando que al niño no solo se le valoran aspectos concretos sino en su conjunto. Sin embargo, muchas veces esto es complicado de llevar a cabo porque las agendas de los profesionales están saturadas y no existe una buena coordinación o integración entre los sistemas informáticos de los hospitales y los centros de atención primaria. En los meses de invierno, en los que la demanda de atención supera con creces la oferta asistencial pediátrica, hace que sea especialmente complicado que los profesionales puedan mantener reuniones o cuando menos conversaciones para poder coordinar la atención de los niños remitidos a especialistas, algo que debería ser básico.

Por otro lado, los profesionales de las consultas de medicina especializada deberían poner en marcha todos los mecanismos posibles para que esa información estuviera integrada en la historia clínica digital del niño para que pudiera ser consultada de forma inmediata por su compañeros, garantizando así la continuidad asistencial. Y los directivos y responsables políticos, disponer los medios técnicos y económicos para que la información pudiera ser compartida de forma efectiva y fiable entre los profesionales, y que esto no dependa de la buena voluntad de estos últimos o de los padres.

Se comentan más aspectos sobre la importancia de los sistemas de información, esenciales para el seguimiento de la enfermedad en los niños, en el capítulo siguiente.

3.5. Los sistemas de información

Una de las grandes carencias de nuestra sanidad

Uno de los mayores lastres de la mayoría de los sistemas sanitarios reside en los problemas derivados de la falta de integración de los sistemas informáticos, lo que provoca que los datos clínicos no puedan ser fácilmente compartidos. Lo ideal sería que la historia clínica de cada niño fuera única y enteramente digital, de forma que en el momento en que se hiciera cualquier anotación por parte de un profesional, esta pudiera ser consultada por cualquiera de los otros profesionales que están haciendo el seguimiento. Esto facilitaría no solo el seguimiento y la continuidad asistencial, sino que ayudaría a la aplicación correcta de los protocolos de estudio y tratamiento de la patología y evitar repetir pruebas, pues todos los profesionales podrían ir consultando qué se ha hecho, qué falta y por supuesto las anotaciones de los compañeros.

Por desgracia suele suceder que los sistemas informáticos no están bien integrados y no siempre es posible acceder a toda la información, por lo que en muchas ocasiones son los padres del niño los que acuden con los informes en mano o, lo que es aún peor, relatándolos de forma verbal. Esto empeora cuando el seguimiento se realiza en diferentes comunidades autonómicas o cuando se acude a centros no integrados de forma directa en la red sanitaria pública, pues los sistemas informáticos son diferentes y muchas veces incompatibles. Esta es una de las mayores carencias de la mayoría de los sistemas sanitarios de los países que ofrecen cobertura sanitaria, como España. Y aunque se está trabajando en este sentido, los padres tienen aún un papel fundamental en este aspecto: siempre que acudan a consultas de especialistas, urgencias o a centros especializados deben exigir un informe donde se detallen las actuaciones llevadas a cabo y el protocolo a seguir con el procedimiento de su hijo. Además deben recibir información verbal y comprensible de toda esa información para poder entender qué es lo que tiene el niño, las posibles consecuencias de su patología y las medidas que se van a llevar a cabo.

El acceso de los padres a la historia clínica

Sería ideal que los padres pudieran consultar una parte de la información clínica de sus hijos mediante un acceso electrónico y en tiempo real. Así podrían consultar diagnósticos, pruebas complementarias realizadas o bien los tratamientos pautados en tiempo real, lo que facilitaría mucho su entendimiento y su cumplimiento. Dado que eso hoy en día no es posible en la mayoría de los centros o sistemas sanitarios, resultaría ideal que archivaran de forma ordenada y comprensible la información médica en papel que se les entrega, evitando caer en la tentación de acumularla toda, sin discriminar y de forma desordenada o sin sentido, dado que luego es muy difícil recuperar una información concreta. En muchas ocasiones en esos informes residen aspectos fundamentales del proceso, por lo que es importante que los padres conozcan esa información, dónde reside y, sobre todo, cómo rescatarla en caso de que la necesiten, pues no todos los papeles que se les entregan tienen la misma relevancia.

Los profesionales deberían poner en marcha todos los mecanismos posibles para que esa información estuviera integrada en la historia clínica digital del niño. Y los directivos y responsables políticos, disponer los medios técnicos y económicos para que la información pudiera ser compartida de forma efectiva y fiable entre los profesionales, y que esto no dependa de la buena voluntad de estos últimos o de los padres. El hecho de que los padres pudieran acceder a partes concretas de la historia de sus hijos facilitaría en gran medida sus cuidados, sobre todo los que se llevarían a cabo en la comunidad, es decir, fuera del ámbito del sistema sanitario. Estos apoyos son los que se comentan en el capítulo siguiente.

3.6. Apoyos fuera del sistema sanitario

No toda la salud reside en el sistema sanitario

El tratamiento o el seguimiento de un niño enfermo no reside por completo en el sistema sanitario. Esto es algo bien sabido por casi cualquier padre, dado que los niños suelen tener, en su mayoría, cuadros agudos y leves que por lo general son tratados en sus domicilios, al cuidado de sus progenitores o de alguna tercera persona que pueda hacerse cargo. De hecho, esto también sucede en gran parte cuando los niños tienen enfermedades crónicas, desde una alergia leve a los ácaros del polvo hasta en las diabetes o los cuadros de asma, pues una vez instaurado el tratamiento y las pautas de seguimiento, son los familiares del niño los que se hacen cargo de administrar las medicaciones y controlar la evolución más inmediata de sus hijos.

Sin embargo, los niños deben ser vistos siempre de una forma integral. Un niño no es solo un cuadro catarral a los ojos de su médico o un alumno a los ojos de su profesor, un niño es algo más que la suma de esas facetas. Y aunque unas veces sea enfermo, otras veces alumno y otras compañero de juegos de otros niños, siempre hay que tener una visión integral de él. Y la enfermedad forma parte de la vida y de su desarrollo, por lo que el niño no tiene por qué anularse como persona cuando está enfermo ni tampoco debe verse apartado o relegado socialmente ni a ningún otro nivel.

La atención al niño enfermo, tenga un simple catarro o un cuadro crónico severo, se reparte entre diferentes personas: los profesionales sanitarios como responsables de su diagnóstico, tratamiento y seguimiento médico. Los educadores de los centros educativos, responsables de su formación y de la enseñanza y de controlar el buen estado de salud de los niños mientras están en los centros escolares. En muchas ocasiones los educadores, profesores o monitores pueden hacerse cargo de observar o controlar ciertos aspectos sanitarios esenciales durante el tiempo que están con los niños y actuar como lo harían los padres en caso de estar allí. Por ejemplo, si un niño es un asmático conocido y sufre un episodio de broncoespasmo agudo, además de activar los servicios de urgencia necesarios, es esencial que los educadores sepan cómo administrar o cómo ayudar al niño a que se autoadministre medicación con broncodilatadores, como por ejemplo el conocido Ventolín®. Este gesto, sencillo de realizar, puede ayudar a evitar una complicación grave y se consigue en tan solo unos segundos. Ocurre algo parecido con la administración de glucagón en los niños diabéticos con riesgo de sufrir hipoglucemias o la administración de adrenalina en los niños con reacciones alérgicas graves a las picaduras de insectos, por ejemplo. Son medidas que, si bien pueden generar reticencias iniciales por miedo de los docentes a usarlas, es cierto que pueden contribuir no ya solo a salvar una vida sino a evitar un cuadro grave que termine degenerando en secuelas severas para el resto de la vida de los niños. Por eso es importante que los educadores conozcan las patologías de sus alumnos y, en aquellos casos en los que existan tratamientos o medidas fáciles de administrar por la población general, estén informados sobre el correcto uso de estas medidas y de cuándo aplicarlas.

Los padres al cuidado de sus hijos

Los padres de los niños enfermos son sus principales valedores. Cuando el niño está sano los padres ejercen un papel fundamental alimentándolo, vistiéndolo y estimulando su desarrollo, además de vacunarlo y acudir con él a las revisiones de seguimiento del niño sano y aprovechar los consejos de prevención de enfermedades. Pero cuando está enfermo el papel de cuidador adquiere cotas de responsabilidad mayores e ineludibles. Y en este punto hay que ser claro: si bien el sistema sanitario trata de ser un garante de salud o cuando menos de proporcionar tratamiento a la enfermedad, son los padres los que tienen la responsabilidad de cuidar y de asistir a sus hijos cuando estos están enfermos y el tratamiento se puede realizar en régimen ambulatorio, es decir, en el domicilio, como sucede en la mayoría de los casos en pediatría.

Atender a un niño enfermo no es fácil y menos aún para padres que no están versados en su manejo porque sus obligaciones laborales o personales les impiden compartir muchas horas con sus hijos. Desde ayudar al niño a sonarse los mocos, acompañarle al baño o administrarles medicaciones, la responsabilidad del cuidado de un hijo a veces supera la capacidad de los padres, que pueden verse desbordados. Sin embargo, esta tarea suele ser en la mayoría de los casos mucho más sencilla de lo que aparenta y es importante adquirir de forma precoz las habilidades y los conocimientos necesarios para manejar y controlar a un niño enfermo. El pediatra o la enfermería de atención primaria son puntos de apoyo esenciales para el diagnóstico inicial, el tratamiento y el posible seguimiento de los casos que así lo requieran, pero el peso de los cuidados en general suele recaer en la familia. Por eso es importante que los padres muestren una actitud positiva de aprendizaje del manejo de sus hijos incluso antes de que estos nazcan. Páginas web como notodoespediatria.com tratan de ofrecer información fiable y contrastada sobre la salud y el manejo de los niños enfermos o el seguimiento del niño sano. Así, unos padres que conozcan qué son los gases y tengan nociones de cómo manejarlos, se angustiarán menos cuando su hijo de pocas semanas presente llanto persistente que solo calma con masajes abdominales suaves. Esos mismos padres sabrán cómo prevenir la aparición de gases y por lo tanto recurrirán menos a los servicios de urgencias y se sentirán más seguros de sí mismos.

El niño puede cuidar de sí mismo

El niño a ciertas edades también puede llevar a cabo pautas de autocuidado. Si bien los lactantes son completamente dependientes, los padres pueden ayudarles a enseñarles a toser con fuerza para que expulsen los mocos, mediante fisioterapia respiratoria suave o con lavados nasales con suero fisiológico. A los dos años ya pueden aprender a lavarse los dientes y a los tres a sonarse los mocos ellos solos, por citar ejemplos. E incluso los niños con enfermedades crónicas más severas, cuando son mayores, pueden hacerse cargo de sus propios cuidados. Por ejemplo, a partir de los siete años los niños son capaces de utilizar los inhaladores de Ventolín® o incluso administrarse insulina por sí solos. Es importante por lo tanto que los niños se impliquen en estas medidas ya que no solo descargan parcialmente a los padres sino que ellos se sienten integrados, partícipes de su tratamiento y además estarán entrenados para detectar e incluso tratar posibles complicaciones, como una crisis de broncoespasmo o una posible hipoglucemia.

Internet, asociaciones y grupos de ayuda

Por último, también son muy importantes otros pilares de ayuda fuera del sistema sanitario. En Internet existe mucha información sanitaria aunque es importante recordar que solo se deben consultar páginas avaladas por asociaciones médicas acreditadas o bien de profesionales acreditados y claramente identificados, como la citada notodoespediatria.com. En estas páginas existe información útil que puede servir de ayuda para que los padres aprendan sobre las patologías de sus hijos y sobre las medidas que pueden ayudarles a tratarlas.

Por otro lado, las asociaciones de la comunidad son un punto de apoyo fundamental para las familias y los niños con enfermedades crónicas. Las asociaciones de niños con celiaquía o con diabetes ayudan y dan soporte al entorno familiar. Los niños ven que no están solos y que hay más niños que comparten sus inquietudes y sus dudas, y por lo general terminan haciendo buenos amigos al compartir muchos aspectos de sus vidas. Por su lado, los padres encuentran apoyo en el resto de padres y aprenden una buena cantidad de información y de trucos del día a día que les ayudan a que sus vidas y las de sus hijos sean más fáciles. En las asociaciones de niños con enfermedades los padres aprenden de la experiencia y de los errores de otros padres, consiguen mucha información útil y adquieren una experiencia rápida al ponerse en contacto con familias y niños con sus mismos problemas. Además, les sirve de soporte para ver que no son los únicos padres con esos problemas y que, en la mayoría de los casos, se pueden mitigar con soluciones o planteamientos que a lo mejor no habrían podido descubrir por sí solos. Muchas de estas asociaciones tienen la ventaja de que suelen organizar charlas y actividades de ocio de forma que ayudan a que los niños se integren y participen jugando y divirtiéndose con niños con los que comparten muchos aspectos. Por eso siempre es útil que los padres de niños con enfermedades graves o crónicas traten de contactar con estas asociaciones aunque estas sean de otras ciudades diferentes a la suya de residencia. Solo la información y la ayuda que pueden obtener hacen que merezca la pena.

En caso contrario, es posible que las familias de estos niños entren en riesgo de aislamiento e incluso de exclusión social, aspectos que se comentan en los capítulos siguientes.

4. Problemas para acceder al sistema sanitario

Acceder al sistema sanitario no siempre es fácil. En función de dónde se resida y de la capacidad del niño para moverse o no, puede resultar bastante complicado llegar al lugar físico donde se va a realizar la prestación sanitaria, más si el niño tiene necesidades especiales como el uso de sillas de ruedas, no siempre fáciles de manejar incluso en países desarrollados. Además, existen otros factores, como la lengua y la cultura, que pueden suponer una barrera a la hora de hacerse entender con los profesionales. Y por último, el riesgo de que ciertos grupos sociales, raciales, étnicos o de cualquier otro tipo puedan verse discriminados por diferentes motivos, como su posición social, falta de caso del entorno o incluso por un recelo hacia el sistema derivado de lo anterior. Todo esto se detalla en los siguientes capítulos, comenzando por los problemas que pueden surgir para el acceso físico al sistema sanitario.

4.1. El acceso físico al sistema sanitario

El acceso difiere en función de dónde se resida

En las ciudades y sobre todo cuando los niños tienen procesos agudos o leves el acceso al sistema sanitario suele ser relativamente sencillo. Existen numerosos ambulatorios y centros de salud con horarios generalmente amplios, de entre doce y veinticuatro horas al día, y con facilidad para conseguir cita mediante teléfono o Internet en menos de veinticuatro horas, tanto para pediatría como para enfermería. Si el cuadro es grave o urgente suelen existir además varios puntos de atención continuada y, cómo no, las urgencias pediátricas de los hospitales. Sin embargo, todo esto se diluye cuando nos referimos a poblaciones pequeñas o, peor aún, con gran dispersión geográfica, donde el punto de atención sanitario más cercano puede que se encuentre a varios kilómetros y tenga un horario restringido y unos recursos limitados o sin pediatra. Es decir, que el acceso a los recursos sanitarios suele depender mucho de dónde se resida.

Aparte, con los niños pequeños no suele haber problema de transporte. Pero cuando los niños son grandes o tienen enfermedades crónicas o graves el hecho físico de transportarlos puede ser un problema. Este es mayor cuando los niños necesitan de dispositivos adicionales como sillas de ruedas, ya que por ejemplo los transportes públicos suelen estar limitados para su uso a pesar del enorme avance que han experimentado los países avanzados en este sentido en los últimos años.

Otro de los aspectos que suele suponer un inconveniente a las familias es el hecho de que en muchos centros o unidades siguen existiendo limitaciones en lo que respecta a los horarios de visita cuando el niño está ingresado, más si el ingreso es de larga evolución o se produce con frecuencia en el tiempo. Aunque en muchos hospitales ya se practica la política de «puertas abiertas», esta no se aplica aún en todos los centros ni en todas las unidades, por lo que de nuevo depende de dónde se realice la asistencia el que los padres puedan permanecer más tiempo o menos con su hijo ingresado.

Por otro lado, los niños con necesidades especiales como por ejemplo los que necesitan aportes de oxígeno, respiradores de algún tipo o son portadores de sondas gástricas o de traqueotomía, suelen resultar más complicados de manejar y de transportar, ya que estos dispositivos pueden averiarse o salirse durante el camino, lo que hace que al final los padres terminen limitando mucho la movilidad de estos niños por miedo a que se produzcan eventualidades.

Qué pueden hacer los padres

El acceso físico al sistema sanitario suele ser bastante fácil en las ciudades y sobre todo cuando se tienen niños pequeños o con enfermedades leves o agudas que son capaces de valerse por sí mismos. Sin embargo, aún es una asignatura pendiente en las poblaciones rurales o en aquellos niños con limitaciones físicas o que portan dispositivos que hacen complejo su traslado. A veces el transporte sanitario no siempre está disponible o no ofrece la comodidad suficiente como para que suponga una alternativa real a los medios que los padres puedan tener por sí mismos.

Lo ideal es que los padres conozcan los medios sanitarios de los que puede valerse su hijo en caso de que tenga una enfermedad crónica o grave que aconseje su transporte medicalizado. En caso de no poder acceder a transporte sanitario o preferir hacerlo por cuenta propia en caso de que esto sea posible, es muy útil que se entrenen en el manejo de los dispositivos o requerimientos que pueda necesitar su hijo para afrontar las eventualidades que puedan surgir durante el transporte.

En cualquier caso, el transporte de los niños es un tema importante y a tener en cuenta cuando un niño tiene una enfermedad crónica o grave, que puede afectar económicamente a la familia y que por lo tanto ha de ser evaluado en cada caso concreto para optimizarlo de la mejor forma posible. Es misión de los profesionales y de los responsables políticos el ofertar medios a los padres, que a su vez tienen la obligación de informarse de las posibilidades y de los recursos disponibles, así como de entrenarse en las eventualidades que puedan surgir cuando se realiza el transporte por medios propios.

4.2. Problemas culturales y lingüísticos

La cultura y el ambiente social influyen

Las patologías varían en función de muchos factores y uno de ellos es el sitio, zona o ambiente social donde se reside. Por eso es importante que los profesionales conozcan el entorno y los problemas sociales de la zona donde ejercen su práctica profesional ya que así les resultará más fácil diagnosticar y tratar procesos específicos o frecuentes en esa zona. Además esto también permite la puesta en marcha de programas o de actividades sanitarias específicas, encaminadas a mejorar la salud infantil en dichas zonas mediante la enseñanza de técnicas o recursos a la población que puedan ayudar a prevenir o a tratar los procesos más frecuentes.

Cuando los profesionales conocen bien su entorno es más fácil que puedan comunicarse con los padres de los niños y hacerles entender las necesidades especiales que puedan tener estos niños. Si los profesionales no conocen bien el entorno o los padres perciben que el profesional pueda tener dificultad con algún aspecto de su entorno, deben hacérselo saber para que este pueda formarse y ofrecerles alternativas adecuadas a ellos. Entre estas dificultades pueden encontrarse los recursos económicos escasos o la no existencia de servicios de urgencias cercanos. Si el profesional es consciente de esos aspectos podrá enfocar mejor el tratamiento de los niños al tenerlos en cuenta.

El idioma como barrera

Otro punto básico es el manejo del idioma. Este es una barrera en muchas más ocasiones de las que se piensa dado que muchos de los padres pertenecen a colectivos de inmigrantes que no han podido adaptarse a nivel lingüístico lo suficiente como para explicar qué les sucede a sus hijos o, peor aún, para comprender las pautas, consejos o tratamientos que se les proporcionan. Algo que suele suceder con frecuencia es que los niños hacen de intérpretes ya que suelen manejar el idioma mejor de sus padres al estar escolarizados. Sin embargo, esto puede resultar complejo porque los niños pueden no estar preparados para entender lo que se les ha dicho y la traducción que realizan a los padres puede no ser correcta y estar plagada de matices o incluso de incorrecciones, aunque estos errores se cometan de forma inconsciente.

Cuando los padres detecten dificultades con un profesional por motivos culturales o bien lingüísticos deben tratar de poner los medios que estén a su alcance para reducir el impacto de estos obstáculos. Si bien en muchos sitios es posible disponer de traductores telefónicos, es cierto que su uso puede resultar complicado a nivel técnico e incluso a veces imposible o frustrante. Por eso los padres con dificultades con el idioma pueden intentar, si es posible, ir acompañados de un adulto de confianza que haga de traductor y, si además conoce bien el entorno cultural y social, que les pueda ayudar con el manejo administrativo del sistema sanitario o de los dispositivos accesorios y complementarios de este como farmacias, escuelas o grupos de ayuda.

En caso de no salvar estas barreras, cultural e idiomática, es posible que estos niños y sus familias puedan sufrir algún tipo de discriminación, en muchas ocasiones involuntaria, tal y como se describe en el capítulo siguiente.

4.3. Problemas por discriminación

Sigue existiendo discriminación

A pesar de los intentos denodados de nuestra sociedad por reducir la discriminación social, desgraciadamente esta sigue existiendo y prácticamente cualquier trabajo que se realice viene a confirmar que la posición social de unos padres suele ser determinante a la hora de las posibilidades de acceso de sus hijos a recursos sanitarios. Si bien en muchos países la asistencia sanitaria está garantizada, hay familias con pocos recursos o dificultad en acceder a los diferentes servicios, más cuando estos conllevan aporte económico como pueden ser los medicamentos que se retiran de las farmacias para los tratamientos ambulatorios. Esto además genera un círculo vicioso tan negativo como peligroso, pues cuando una familia ve que apenas tiene recursos para cuidar a sus hijos, comienza a mostrar reticencias hacia el sistema sanitario a través de desconfianza o incluso de resentimiento. Esto es debido a que piensan que muchos profesionales van a denunciar que no cuidan a sus hijos como deberían y los servicios sociales van a actuar retirándoles la custodia de los niños.

En ocasiones son los mismos profesionales los que se muestran reticentes a ofrecer consejos y recomendaciones a las personas de clase social más baja, pensando que no les van a entender o deduciendo erróneamente que de todas formas no los van a seguir. En otras ocasiones esa discriminación se produce de forma involuntaria por parte del sistema sanitario o de la sociedad en general al existir barreras sociales, económicas o lingüísticas que dificultan el acceso de los niños de estas familias al sistema o a determinados recursos de este por falta de comprensión o reticencia, y que nadie es capaz de ofrecerles porque nadie conoce que se está dando esa situación de desamparo.

Podemos luchar contra ella

Es fundamental por tanto que los profesionales se entreguen por igual a cualquier paciente y que los que menos recursos tienen se pongan en mano de las instituciones y las asociaciones que pueden ayudarles a elevar su poder adquisitivo o cuando menos a abaratar el coste sanitario de los tratamientos de sus hijos. El recelo hacia el sistema sanitario por falta de comprensión o por discriminación al final solo termina generando un mal uso, de forma que muchos colectivos minoritarios o socialmente aislados optan por no acudir a atención primaria, utilizando en su lugar los servicios de urgencias, donde se ven amparados por el anonimato relativo que supone el ser atendidos en cada ocasión por profesionales diferentes.

Es muy importante que estos colectivos acudan a sus centros de salud y participen en los programas de vacunaciones y de seguimiento del niño sano. Los trabajadores sociales y las diferentes ayudas existen para mejorar la calidad de vida de las personas que están en riesgo de discriminación, especialmente los niños, un colectivo muy vulnerable y que vive a expensas de lo que los adultos de su entorno cercano dispongan. Es obligación de los profesionales sanitarios y de cualquier ciudadano tratar de ofrecer los medios adecuados a estas familias o personas en riesgo de exclusión, enseñándoles que existen instituciones y medios donde pueden dirigirse en busca de ayuda. Y sobre todo, mostrándoles que el sistema sanitario, usado correctamente, es siempre fuente de salud o, cuando menos, de prevención y de tratamiento de enfermedades. Y solo eso puede marcar una enorme diferencia en su ámbito familiar y personal, especialmente en los niños, siempre más vulnerables.

5. Conclusión

Todos los niños enferman alguna vez. En la mayoría de las ocasiones los cuadros son leves, agudos y sin ninguna trascendencia para el desarrollo físico, intelectual o social del niño. Pero en otras ocasiones pueden desencadenarse procesos crónicos o graves, algo poco frecuente en pediatría pero que lógicamente puede generar una intensa angustia en el entorno familiar y por supuesto en el niño. Uno de los mayores temores de los padres consiste precisamente en ver sufrir a sus hijos y uno de los objetivos de este este libro residía precisamente en explicar a esos padres cómo sienten los niños la enfermedad en función de su edad o de su estado intelectual, para que los progenitores puedan comprender cómo afrontarla al lado de sus hijos y, en muchos casos, como explicársela a los niños.

Otro objetivo importante residía en conocer las necesidades de un niño enfermo. Desde los aspectos puramente económicos que se asocian a cualquier enfermedad, por leve que sea, al manejo del dolor, la conducta, el impacto en la familia o la prevención. También se ha relatado qué puede ofrecer el sistema sanitario a nuestros hijos, detallando conceptos que a veces los padres no conocen del todo bien como el de continuidad asistencial o cómo deben programarse las asistencias sanitarias en función de la gravedad del cuadro que pueda presentar un niño. Muchos padres desconocen cómo funciona el sistema sanitario y los recursos que existen más allá de los servicios de urgencias y de las consultas de pediatría de los centros de atención primaria. Los profesionales deberían trabajar de forma mucho más integrada y hacer realidad ese trabajo en equipo e integral con el que tantos soñamos y que solo redundaría en una mejor salud de nuestros pequeños.

Se han comentado problemas de acceso al sistema sanitario como los derivados de un mal uso, el desconocimiento cultural, los problemas lingüísticos o las posibles discriminaciones que pueden darse. Problemas que afectan a un considerable número de niños y que pueden solventarse con un poco más de concienciación social y política, que es lo que trata de difundir esta obra.

Decía al inicio del libro que todos los niños tienen que enfermar pero no en todos los casos esto ha de ser visto como un sufrimiento. Que la enfermedad forma parte de la vida y hay que afrontarla de la forma más natural y sensible. Solo espero haber podido ofrecer una explicación sencilla de qué es la enfermedad para un niño y lo que supone que tanto él como su entorno la afronte. No pretendo conseguir curaciones milagrosas ni un falso optimismo ante cuadros potencialmente graves, solo he tratado de transmitir que la enfermedad es normal, que forma parte del desarrollo de nuestros hijos y que debemos estar preparados para afrontarla cuando llegue. Y qué mejor forma de hacerlo que siendo partícipes de todo lo que confío en que se haya aprendido con esta obra. Ojalá eso ayude a muchas personas a ser —aún— mejores padres de lo que ya son. Y que les ayude a afrontar esos momentos complicados que algún día tienen que presentarse. Si sirve de ayuda para esos momentos de duda, incertidumbre y pesar, entonces el esfuerzo habrá merecido la pena. Gracias por leerla y, en caso de que le apetezca al lector, gracias por recomendarla.

www.ingramcontent.com/pod-product-compliance
Lightning Source LLC
Chambersburg PA
CBHW072249310526
45795CB00011B/487